Die Pflege von Menschen mit Behinderung im Nationalsozialismus

Mabuse-Verlag

Wissenschaft 134

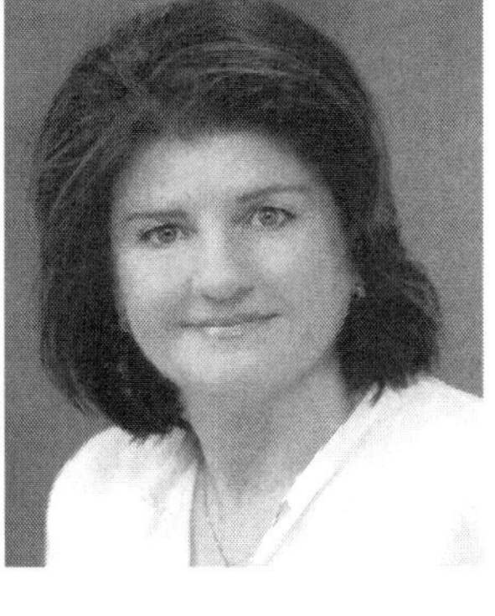

© Szwed Galerie, Görlitz

Karen Briesen, geb. 1969, ist Pflegewissenschaftlerin, Fachkrankenschwester für Anästhesie und Intensivmedizin sowie Praxisanleiterin. Als Expertin für evidenzbasierte Pflege engagiert sie sich aktiv für die Integration neuer Erkenntnisse in die Ausbildung und das Studium zukünftiger Pflegefachpersonen. Sie fördert den Transfer der Wissenschaft in die Pflegepraxis und setzt sich für die Weiterentwicklung des pflegehistorischen Diskurses ein.

Karen Briesen

Die Pflege von Menschen mit Behinderung im Nationalsozialismus

Ethische Konflikte der Diakonissen im Katharinenhof Großhennersdorf und ihre Relevanz für die heutige Pflegepraxis

Mabuse-Verlag
Frankfurt am Main

Bibliografische Information der Deutschen Nationalbibliothek

Die Deutsche Nationalbibliothek verzeichnet diese Publikation in der Deutschen Nationalbibliografie; detaillierte bibliografische Daten sind im Internet über http://dnb.dnb.de abrufbar.

Informationen zu unserem gesamten Programm, unseren Autor:innen und zum Verlag finden Sie unter: www.mabuse-verlag.de.

Wenn Sie unseren Newsletter zu aktuellen Neuerscheinungen und anderen Neuigkeiten abonnieren möchten, schicken Sie einfach eine E-Mail mit dem Vermerk „Newsletter" an: online@mabuse-verlag.de.

Diese Bachelorarbeit wurde von der Autorin im Mai 2024 im Studiengang Pflege – Schwerpunkt Praxisentwicklung an der Evangelischen Hochschule Dresden (ehs) unter dem Titel „Handlungsspielräume der Diakonissen im Katharinenhof in Großhennersdorf 1933–1942" vorgelegt. Der Druck erfolgt mit freundlicher Unterstützung der Ewald-Meltzer-Stiftung, c/o Diakoniewerk Oberlausitz gGmbH, Großhennersdorf.

Kasseler Str. 1 a
60486 Frankfurt am Main
Tel.: 069-70 79 96-22
Fax: 069-70 41 52
vertrieb@mabuse-verlag.de
www.mabuse-verlag.de
instagram.com/mabuseverlag
facebook.com/mabuseverlag

Satz und Gestaltung: Björn Bordon/MetaLexis, Niedernhausen
Druck: Stückle Druck und Verlag, Ettenheim
ISBN: 978-3-86321-748-8
Printed in Germany

Inhalt

Abkürzungsverzeichnis

a. a. O.	am angegebenen Ort
CA	Central-Ausschuss
DDR	Deutsche Demokratische Republik
ebd.	ebenda
EHS	Evangelische Hochschule Dresden
e. V.	eingetragener Verein
ICN	International Council of Nurses
IM	Innere Mission
MdI	Ministerium des Innern
NS	Nationalsozialismus
NSDAP	Nationalsozialistische Deutsche Arbeiterpartei
NSV	Nationalsozialistische Volkswohlfahrt
Schw.	Schwester
SLUB	Sächsische Landesbibliothek – Staats- und Universitätsbibliothek
Vgl.	Vergleiche

Vorwort

Grundsätzlich ist die Betreuung von Abschlussarbeiten eine der Aufgaben einer Professorin. Es geht dabei nicht darum, dass die Studierenden uns zu gefallen oder zu erfreuen hätten. Die Abschlussarbeit soll demonstrieren, dass die/der Student:in mit dem aktuellen Fachdiskurs – hier in der Pflege – vertraut und in der Lage ist, eine Forschungsfragestellung mit wissenschaftlichen Methoden zu bearbeiten. Die Ergebnisse variieren und das aus den unterschiedlichsten Gründen.

Dennoch gibt es Arbeiten, die zu betreuen Freude macht – weil zu spüren ist, dass in der Begleitung dieses Lernprozesses signifikante Fortschritte gemacht werden oder weil man mitverfolgen darf, wie im Laufe dieser Monate ein angehende:r Nachwuchskolleg:in anfängt, sich von der Studierendenrolle zu emanzipieren und zur/zum Expert:in im gewählten Teilgebiet wird.

Und dann sind da diejenigen Arbeiten, deren Betreuung nicht nur eine Freude, sondern ein fachliches Vergnügen sind: Es sind die Arbeiten, in denen – ganz im Sinne des Forschungsideals von Umberto Eco – genuin zum Erkenntnisgewinn und zur Professionalisierung der Pflege beigetragen wird. Karen Briesen hat eine solche Arbeit im Sommersemester 2024 im berufsbegleitenden Studiengang *Pflege mit Schwerpunkt Praxisentwicklung* vorgelegt. Sie hat erstmals systematisch die Arbeit und Handlungsspielräume der Diakonissen in Großhennersdorf im Kontext des nationalsozialistischen Massenmords an kranken und behinderten Kindern und Jugendlichen untersucht und in all ihrer Ambivalenz dargestellt.

Nun könnte man fragen, was eine berufshistorische Abschlussarbeit mit Praxisentwicklung zu tun hat: Zum Einen zeigen die politischen und gesellschaftlichen Entwicklungen, die gleichzeitig zum Schreiben und Drucklegen des Buches ablaufen, dass der Kampf wider menschenfeindliche Ideologien noch lange nicht ausgestanden, und im Sinne von *Advocacy* für Patient:innen, Bewohner:innen und Klient:innen, wie sie im Ethikkodex des International Council of Nurses (ICN) als eine der wesentlichen Aufgaben von Pflegefachpersonen festgeschrieben ist, müssen wir uns mit den historischen und gegenwärtigen Dimensionen von Menschenfeindlichkeit in Bezug auf unsere Berufsgruppe auseinandersetzen.

Gleichzeitig ist diese Schrift wie oben geschrieben ein aktiver Beitrag zur Professionalisierung der Pflege. Eine Profession ist gekennzeichnet durch eine akademische Wissensbasierung. Dieses Wissen tragen nicht primär andere in das Berufsfeld hinein (ohne gegen interdisziplinären Austausch und gegenseitige Impulse zu sprechen), sondern die Profession generiert es fortlaufend und entwickelt sich weiter. Eine professionelle Pflege mit einer gefestigten Identität und einem ebensolchen Habitus benötigt die berufshistorische Forschung aus der Pflegewissenschaft als Anamnese und Analysegrundlage.

Als weitere Merkmale einer Profession gelten Autonomie und Autorität. Beides können Pflegefachpersonen nur für sich in Anspruch nehmen, wenn sie auch bereit sind, Verantwortung zu tragen. Das schließt die Verantwortung für das weitgehende Versagen unserer Berufsgruppe im Deutschen Reich 1933 – 1945 und die Beteiligung zahlreicher Kolleg:innen an einem verbrecherischen Angriffskrieg, an Verstümmelung und Mord mit ein.

Ein viertes „klassisches" Kennzeichen einer Profession ist der Altruismus, den man der Pflege per se zuspricht. Karen Briesen stellt den Automatismus der Gemeinwohlorientierung implizit, aber eindrücklich zur Diskussion.

Möge das vorliegende Buch vielen Leser:innen zahlreiche Gedankenanstöße und unserer Berufsgruppe Impulse zur Diskussion geben. Es war mir eine Freude, die Entstehung zu begleiten.

Dresden, den 28.01.2025
Prof.in Dr. Anja Katharina Peters

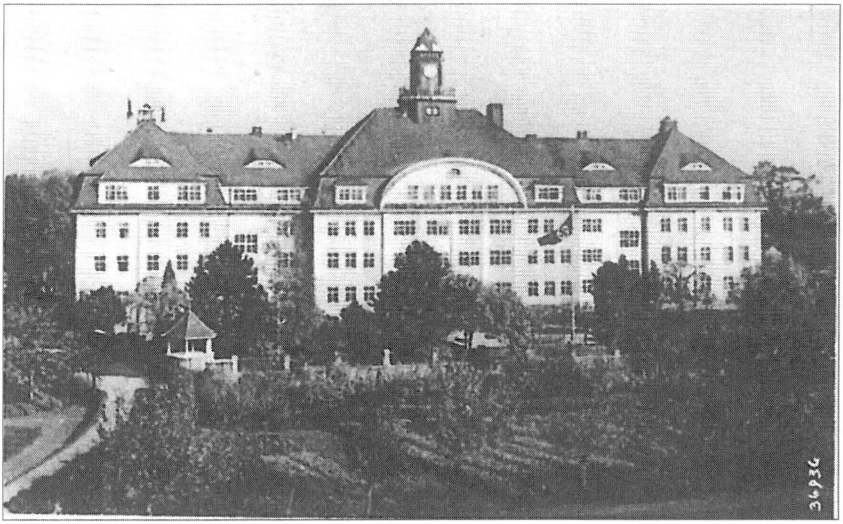

Abb. 1: Landes- und Pflegeanstalt Katharinenhof in der NS-Zeit, Archiv Diakoniewerk Oberlausitz e. V. (Archiv Katharinenhof)

1 Einleitung

„Abgespritzt“ hieß es damals im Fachjargon der Euthanasie-Verbrecher. Das perfide Töten „unwerten Lebens“ – es fand mitten im Dorf statt. Und es wird für immer wie ein dunkler Schatten auf der Geschichte des Katharinenhofs liegen:

> 1940 wurden sie von hier abtransportiert: 223 behinderte Bewohner, Männer, Frauen, Jugendliche und Kinder, zum Sterben nach Pirna Sonnenstein und nach Großschweidnitz, in die Sächsische Landesanstalt, wo während der Zeit des Nationalsozialismus allein 5.000 behinderte Menschen umgebracht wurden. „Erst kam die Schwester mit der Spritze, dann wurden die toten Kinder aus dem Zimmer gebracht“, so steht es in einem der Gedächtnisprotokolle. Von allen Großhennersdorfer Heimbewohnern haben nur 27 Männer das Dritte Reich überlebt, weil sie kräftig genug waren, in der Landwirtschaft zu arbeiten.[1]

Dieses Zitat lässt die unzähligen Gräueltaten, die im Nationalsozialismus in den Landes- und Pflegeanstalten für Menschen mit Behinderungen geschehen konnten, nur erahnen. Die Arbeit setzt sich mit der Frage auseinander, wie dies alles geschehen konnte und welche Rolle die Diakonissen im Katharinenhof Großhennersdorf dabei einnahmen. Gleichzeitig soll diese Arbeit eine Mahnung sein, die Möglichkeit ähnlicher Ereignisse wie die Verbrechen des Nationalsozialismus in der Zukunft nicht zu unterschätzen.

Die aktuelle politische Situation in Deutschland, in der Rechtsextremismus allgegenwärtig ist und eine als gesichert rechtsextrem eingestufte Partei in Sach-

1 Ulbrich, Jana: Abgespritzt: Die dunkle Seite des Katharinenhofs Großhennersdorf. Eine Ausstellung arbeitet die Verbrechen des Nationalsozialismus auf und ein Stück Dorfgeschichte. In Sächsische Zeitung am 18.03.2005. Verfügbar unter: https://www.saechsische.de/plus/abgespritzt-die-dunkle-seite-des-katharinenhofs-1014753.html [22.04.2024], 2005.

sen, Thüringen und Sachsen-Anhalt[2] immer mehr Stimmen gewinnt[3], unterstreicht die besondere Bedeutung, dass professionell Pflegende die Ursachen für das ambivalente Verhalten zwischen Konformität und Widerstand der Pflegepersonen in der Zeit des Nationalsozialismus, erkennen und bewerten können. Ein tiefgreifendes Verständnis der Pflegegeschichte ist entscheidend, um uns für gegenwärtige Herausforderungen zu sensibilisieren, politische Gefahren wie extremistische Strömungen aufmerksam zu beobachten, kritisch zu hinterfragen und uns klar gegen Rechtsextremismus zu positionieren. Es muss das Anliegen der Pflegeprofession sein, jungen Menschen historisches Wissen und eine emotionale Betroffenheit so zu vermitteln, dass sie eine moralische Sensibilität entwickeln und soziale und politische Verantwortung in der Gegenwart übernehmen können.[4]

Die Sektion Historische Pflegeforschung in der Deutschen Gesellschaft für Pflegewissenschaft e. V., appellierte im Positionspapier von 2019, dass die Geschichte der Pflege in allen pflegerischen Bildungsgängen thematisiert und als eigenes Modul oder in andere Themenbereiche integriert, in den Curricula verortet wird. Für den Pflegeberuf ist es wichtig, aktuelle Fragestellungen vor dem geschichtlichen Hintergrund zu reflektieren, da deren Kenntnis oft erst die ethischen Dimensionen heutiger Entscheidungen verdeutlicht.[5]

Ein exemplarisches Beispiel für eine Pflege- und Behinderteneinrichtung während der NS-Zeit ist der Katharinenhof in Großhennersdorf der Diakonie Oberlausitz. In dieser damaligen Landesanstalt der Inneren Mission in Sachsen waren die Diakonissen aus den Mutterhäusern Borsdorf und Aue des Kai-

2 Landesamt für Verfassungsschutz Sachsen: AfD in Sachsen „gesichert rechtsextremistisch“. Verfügbar unter: https://www.tagesschau.de/inland/innenpolitik/verfassungsschutz-afd-sachsen-rechtsextremistisch-100.html. [10.03.2024], 2023.

3 Vgl. Kammer, Alena (Zeit-Online): AfD liegt in Umfragen deutlich vor der CDU, SPD muss um Einzug bangen. Onlineartikel. Verfügbar unter: https://www.zeit.de/politik/deutschland/2024-01/landtags-wahl-in-sachsen-afd-cdu-umfrage [10.03.2024], 2024.

4 Vgl. Reiter, Raimond: Gedenken und Gedenkkultur. In: Kaelber, Lutz/Reiter, Raimond (Hrsg.): Kindermord und „Kinderfachabteilungen“ im Nationalsozialismus. Gedenken und Forschung. Frankfurt am Main (Peter Lang GmbH) 2011, S. 17.

5 Vgl. Deutsche Gesellschaft für Pflegewissenschaft e. V., Sektion historische Pflegeforschung: Geschichte der Pflege in der generalistischen Pflegeausbildung-Positionspapier. Onlinehandbuch. Verfügbar unter: https://dg-pflegewissenschaft.de/wp-content/uploads/2019/04/2019_03_29-Pflegegeschichte-im-Curriculum-final.pdf [15.04.2024], 2019.

serswerther Verbandes für die Betreuung der Bewohner verantwortlich. Mein Interesse an dieser Institution ergab sich aus meiner beruflichen Tätigkeit in einem Diakonissen-Krankenhaus und meiner tiefen Überzeugung bezüglich der Wertschätzung und Unterstützung von Menschen mit Behinderungen.

In dieser Forschungsarbeit wurden die Handlungsspielräume der Diakonissen hinsichtlich ihrer individuellen Entscheidungen und Handlungen im Pflegealltag im Kontext der nationalsozialistischen Politik untersucht. Für ein umfassendes Verständnis der Verhaltensweisen der Diakonissen war es erforderlich, die Geschichte der Entwicklung der Kaiserswerther Diakonie, und damit des Pflegeverständnisses der Diakonissen, voranzustellen. Ebenfalls bedeutend für die Handlungsspielräume der Diakonissen war die Persönlichkeit des ärztlichen Leiters des Katharinenhofs, Dr. Ewald Meltzer. Seine ethisch-moralischen Werte prägten maßgeblich das Verhalten und Handeln der Diakonissen. Es erfolgte eine Erforschung der ethischen Dilemmata und moralischen Herausforderungen, denen die Diakonissen im Katharinenhof in der Zeit des Nationalsozialismus gegenüberstanden, insbesondere im Zusammenhang mit der Pflege ihrer Patient:innen, die von den rassenideologischen Grundsätzen des Nationalsozialismus betroffen waren. Die Forschungsfrage, „Inwieweit zeigten die Diakonissen im Katharinenhof in Großhennersdorf in der Zeit des Nationalsozialismus ambivalentes Verhalten in Bezug auf Konformität und Widerstand, und wie beeinflusste diese Ambivalenz ihr Handeln?“, wurde untersucht. Ausgehend von der Hypothese, keinen oder nur sehr bedingten Widerstand zu entdecken, konnten teilweise überraschende Antworten gefunden werden. Die Ergebnisse wurden hinsichtlich ihrer Relevanz für die heutige Pflegepraxis, die individuellen ethischen Entscheidungen der Pflegefachpersonen und das aktuelle politische Geschehen diskutiert.

Die Erforschung des Themas erfolgte in Form einer intensiven Literaturrecherche und der Strukturierung nach der Grounded Theory. Zahlreiche Primärliteratur, wie originale Patient:innen-Akten und Erinnerungsberichte, wurden gesichtet und ausgewertet und mit zeitgenössischer Sekundärliteratur kontextualisiert. Durch die Analyse verschiedener Zitate der Diakonissen konnten individuelle Verhaltensweisen in Bezug auf die jeweiligen Ereignisse verdeutlicht werden.

In dieser historischen Arbeit ließ es sich mitunter nicht vermeiden, den nationalsozialistischen Sprachgebrauch zu benutzen. Um zu unterstreichen, dass diese Sprache nicht meinen Werten und Grundsätzen entspricht, wurden entsprechende Wörter bei der ersten Verwendung in Anführungszeichen gesetzt, im folgenden Verlauf nicht mehr.

In den Kapiteln Methodik und Fazit verwendete ich teilweise das Verfasser-Ich bzw. das Forscher-Ich, um einerseits meine individuelle Vorgehensweise zu betonen und andererseits herauszustellen, dass die Interpretationen der Zitate und die Schlussfolgerungen daraus, ausschließlich auf meinen Erfahrungen, ethischen Grundsätzen und somit meiner persönlichen Meinung basieren.[6] Meine Standpunkte und Einstellungen zu den aktuellen politischen Themen und meine Appelle an die Pflegepersonen erhielten so einen argumentativen Charakter und zeigen meine klare Position, anstatt hinter neutralen Formulierungen verborgen zu bleiben.[7]

6 Vgl. Steinhoff, Torsten: Wissenschaftliche Textkompetenz. Sprachgebrauch und Schreibentwicklung in wissenschaftlichen Texten von Studenten und Experten. In: Burkhardt, Armin/Linke, Angelika/Nübling, Damaris/Wichter, Sigurd (Hrsg.): Reihe Germanistische Linguistik 280. Tübingen (Max Niemeyer), 2007, S. 167–205.

7 Vgl. Staudacher, Diana: „The reader must come first!". Leseorientierung als Qualitätsmerkmal des wissenschaftlichen Schreibens. In: Die wissenschaftliche Zeitschrift für Pflegeberufe 36(5): 247–248, 2023.

2 Methodik

2.1 Forschungsinteresse

Die gegenwärtige politische Lage in Deutschland erfordert einen klaren Standpunkt und ein aktives Handeln seitens der Pflegefachpersonen im Sinne des ICN-Ethikkodexes. Dieser betont die Förderung eines Umfelds, in dem die Menschenrechte, Werte, Bräuche, religiösen und spirituellen Überzeugungen von allen anerkannt und respektiert werden.[8] Die Achtung der Menschenrechte sind Grundpfeiler des Berufsverständnisses der Profession Pflege. Rechtsextremismus, Rassismus und Diskriminierung sind damit nicht vereinbar.[9]

In Anbetracht der Tatsache, dass die Rolle der Krankenpflege im NS heute immer noch zu wenig thematisiert und in der Krankenpflege-Ausbildung nur oberflächlich darüber aufgeklärt wird,[10] sehe ich es als wichtig an, mich aktiv mit diesem Thema auseinanderzusetzen und meinen Beitrag zur Information, Aufklärung und historischen Aufarbeitung zu leisten. Laut Genz, Hackmann und Peters ist es die Aufgabe der Pflegebildung, das Berufsbewusstsein zu stärken und die ethische Reflexion pflegepraktischen Handelns zu ermöglichen.[11] Denn nur mit der fundierten Kenntnis der Vergangenheit des Berufs können Situationen in der Gegenwart verstanden und ein kritisches Berufsverständnis entwickelt werden.[12]

Die Auseinandersetzung mit den Handlungsspielräumen der Diakonissen im Katharinenhof und die Erforschung der ethischen Dilemmata und morali-

---

8 Vgl. International Council of Nurses: Der ICN-Ethikkodex für Pflegefachpersonen. Verfügbar unter: https://www.dbfk.de/media/docs/newsroom/publikationen/ICN_Code-of-Ethics_DE_WEB.pdf [10.03.2024], 2021.

9 Vgl. Vogler, Christine: Pflegeprofession bezieht Position gegen rechts. Demokratische Werte leben und Verteidigen. Onlineartikel. Verfügbar unter: Pflegeprofession bezieht Position gegen rechts: Demokratische Werte leben und verteidigen | springerpflege.de [10.03.2024], 2024.

10 Vgl. Peters, Anja Katharina: Geschichte der Pflege in der generalistischen Pflegeausbildung. Verfügbar unter: https://www.hsozkult.de/news/id/news-1295 [10.03.2024], 2019.

11 Vgl. Genz, Katharina/Hackmann, Mathilde/Peters, Anja Katharina: Zusammenfassung und Nachwort. In: Genz, Katharina/Peters, Anja Katharina/Thiekötter, Andrea (Hrsg.): Pflege und Politik im Spiegel der Zeit. Hungen (hpsmedia) 2022, S. 113–115.

12 Vgl. Peters, Anja Katharina: Geschichte der Pflege in der generalistischen Pflegeausbildung. a. a. O.

schen Herausforderungen, denen die Diakonissen im Katharinenhof in der Zeit des NS gegenüberstanden, insbesondere im Zusammenhang mit der Pflege ihrer Patient:innen, die von den rassenideologischen Grundsätzen des NS betroffen waren, bringen wichtige Erkenntnisse für die Bedeutung reflektierten Handelns der Pflegefachpersonen in der Gegenwart. Angesichts der Notwendigkeit, sich gegen Rechtsextremismus zu positionieren und aktiv dagegen zu wehren, tragen die Ergebnisse dieser Arbeit dazu bei, die Bedeutung einer ethisch fundierten und bewussten Pflegepraxis zu untermauern.[13]

2.2 Forschungsstand

Die Forschung zu den Themen Nationalsozialismus und Krankenpflege im NS ist in den letzten Jahren kontinuierlich fortgeschritten. Aufgrund der umfangreichen vorhandenen Literatur wurde in dieser Arbeit eine selektive Auswahl getroffen. Meine Ausführungen zum NS stützten sich unter anderem auf zeitgenössische Sekundärliteratur von Ernst Klee (1991, 1992, 2010) und Götz Aly (2013). Die Autoren setzten sich intensiv mit der nationalsozialistischen Ideologie und den daraus entstandenen Euthanasieprogrammen auseinander. Als historische Primärquellen wurden Dokumente wie die „Schrift zur Freigabe der Vernichtung lebensunwerten Lebens" von Binding und Hoche (1920), „Zur Verhütung erbkranken Nachwuchses – Gesetz und Erläuterungen" von Gütt, Rüdin und Ruttke (1934), sowie „Das Problem der Abkürzung ‚lebensunwerten' Lebens" von Ewald Melzer (1925) verwendet. Diverse Akten aus dem Sächsischen Hauptstaatsarchiv Dresden und dem Bundesarchiv Lichterfelde in Berlin dienten ebenfalls als Primärquellen. Einzelne Patient:innenakten, der Schriftverkehr zwischen verschiedenen Institutionen und persönliche Dokumente konnten Nachweise und Aufschlüsse über die Ereignisse und Verhaltensweisen jener Zeit geben.

Die Grundlage für die Ausführungen zur Krankenpflege im NS legten vorwiegend das Standardwerk von Hilde Steppe (2020) und die Publikation von

13 Vgl. Riedel, Annette/Lehmeyer, Sonja/Monteverde, Settimio: Ethikbildung in der Pflege – strukturelle Besonderheiten und didaktische Implikationen der Pflegeausbildung. Open Access: Ethik in der Medizin 2022, o. Jg. (3). Verfügbar unter: https://www.springermedizin.de/ethikbildung-in-der-pflege-strukturelle-besonderheiten-und-didak/23202948 [14.04.2024], 2022.

Lieselotte Katscher (1994). Insbesondere für die Krankenpflege der Diakonissen wurden Werke von Erich Beyreuther (1962), Heide-Marie Lauterer (1994), Bettina Westfeld (2017) und Fruzsina Müller (2023) herangezogen.

Zur Geschichte des Katharinenhofs in Großhennersdorf und zur Tätigkeit der Diakonissen in den Jahren 1933–1942 konnten Literaturquellen u. a. von dem sächsischen Historiker Boris Böhm (2017), Jürgen Trogisch (2016) und Detlef Krell (2005) sowie Herausgeberwerke des Kuratoriums Gedenkstätte Sonnenstein e. V. und der Sächsischen Landeszentrale für politische Bildung verwendet werden. Die Erforschung und Aufarbeitung der Geschichte des Katharinenhofs in der NS-Zeit begann in den 1980er-Jahren durch den damaligen ärztlichen Leiter der Pflegeanstalt Dr. Jürgen Trogisch.[14] In den Archiven des Katharinenhofs und der Gedenkstätte Großschweidnitz sowie im Hauptstaatsarchiv Dresden wurden zahlreiche historische Primärquellen in Form von Schriftverkehr, Patientenakten und Zeitungsartikeln entdeckt.

Die vorhandene Literatur wurde eingehend analysiert, um die Rahmenbedingungen der Pflege während des Nationalsozialismus sowie deren Auswirkungen auf die Pflegepolitik und das Verhalten der Pflegepersonen ausführlich zu beleuchten. Dabei wurden Belege des Widerstands von einzelnen Pflegepersonen, die nicht im Katharinenhof tätig waren, gefunden. Die Autorin Traudel Reich-Weber beschrieb ausführlich den Widerstand der Diakonisse Minna Siebrecht, mit den schwerwiegenden Folgen, welche sie dadurch erleiden musste.[15] Dieses Beispiel zeigt denkbare Gründe auf, warum es den meisten Diakonissen nicht möglich war bzw. diese Möglichkeit gar nicht erst in Betracht kam, Widerstand zu leisten. Wiederum lässt dieser Einzelfall keine Rückschlüsse auf eine Anzahl weiterer Beispiele des Widerstandes durch Diakonissen zu. Es ist zu vermuten, dass das Handeln von Minna Siebrecht eine Ausnahme darstellte.

In der vorliegenden Forschungsliteratur und den Archivakten konnten keine gezielten Untersuchungen zu den Handlungsspielräumen der Diakonissen im

---

14 Vgl. Trogisch, Jürgen: Einführung in die Geschichte der „NS-Euthanasie" und ihrer Aufarbeitung in der Region Oberlausitz. Ein Erinnerungsbericht. In: Schulze, Dietmar/Fiebrandt, Maria: „Euthanasie in Großschweidnitz. Regionalisierter Krankenmord in Sachsen 1940–1945. Köln (Psychiatrie) 2016, S. 36–44.

15 Vgl. Weber-Reich, Traudel: Das Verhalten von Diakonissen in der Zeit der NS-Diktatur und die Verarbeitung des Erlebten. Eine Fallstudie auf dem Hintergrund bisheriger Forschung. In: Pflege o. Jg. (19): [S. 116–125], 2006.

Katharinenhof sowie zu den spezifischen Fragestellungen bezüglich ambivalenter Verhaltensweisen oder den Möglichkeiten des Widerstands identifiziert werden. Das Hauptziel meiner Arbeit besteht darin, diese Forschungslücke zu schließen.

2.3 Struktur und Aufbau der Arbeit nach der Grounded Theory

Die pflegehistorische Forschungsarbeit basiert auf einer qualitativen Inhaltsanalyse von Primär- und Sekundärliteratur. Es wurde die Methode der Grounded Theory von Glaser und Strauss[16] angewandt, welche in der qualitativen Pflegeforschung erprobt und etabliert ist.[17]

Eine ausführliche Literaturrecherche erfolgte in den Datenbanken Cinahl und PubMed und in den Bibliotheken der EHS Dresden und der SLUB Dresden. In den Datenbanken wurde nur wenig Material zur Thematik meiner Fragestellung gefunden, welches ich nicht verwendet habe, während in den Bibliotheken eine umfangreiche Literatur verfügbar war. Bei meinen Besuchen im Archiv des Katharinenhofs und im Staatsarchiv Dresden konnte ich originale historische Dokumente, Fotos und Aufzeichnungen entdecken. Um die Mitgliedschaft der Diakonissen in der NSDAP[18] nachzuweisen, recherchierte ich

---

16 Vgl. Glaser, Barney G./Strauss, Anselm L./Paul, Axel T.: Grounded Theory. Strategien qualitativer Forschung. Bern (H. Huber) 1998.

17 Vgl. Peters, Anja Katharina: Nanna Conti (1881–1951) Eine Biographie der Reichshebammenführerin. Universität Greifswald, Geschichte der Medizin, Dissertation 2014, S. 19–20.

18 Die Nationalsozialistische Arbeiterpartei Deutschland entstand im Jahr 1920 und wurde seit 1921 von Adolf Hitler geführt. Sie entwickelte sich zu einer antidemokratischen, antirepublikanischen und antisemitischen Partei, die das Führerprinzip und eine strikte Hierarchie einführte. Die NSDAP erlangte in den 1930er-Jahren erheblichen politischen Einfluss und wurde zur energischsten und zielstrebigsten Partei der extremen Rechten. Vom 1.12.1933 bis Ende des Zweiten Weltkrieges war sie die einzige zugelassene Partei im deutschen Reich. Die NSDAP wurde am Ende des Zweiten Weltkrieges verboten und aufgelöst. Vgl. Schubert, Klaus/Martina Klein: Das Politiklexikon. In: Bundeszentrale für politische Bildung: Nationalsozialistische Deutsche Arbeiterpartei. Bonn (Dietz) 2020. Zit. n. Bundeszentrale für politische Bildung: Nationalsozialistische Deutsche Arbeiterpartei. Verfügbar unter: https://www.bpb.de/kurz-knapp/lexika/politiklexi-kon/17893/nationalsozialistische-deutsche-arbeiterpartei-nsdap/ [22.04.2024].

im Bundesarchiv Berlin-Lichterfelde in der NSDAP-Mitgliederkartei. Zusätzlich habe ich schriftlich ausführlich mit den Oberinnen des Diakonissen-Mutterhauses „Wohnstätten Ev. Luth. Diakonissenhaus Borsdorf" und dem „Sächsisches Gemeinschafts-Diakonissenhaus ZION e. V." in Aue kommuniziert. Dies war erforderlich, da Diakonissen dieser Mutterhäuser zu der damaligen Zeit im Katharinenhof tätig waren. Die Oberin des Mutterhauses in Borsdorf stellte mir großzügigerweise die Chronik der Diakonisse Gertrud Oberlein für meine Arbeit zur Verfügung. Durch die schriftliche Korrespondenz mit den Oberinnen beider Mutterhäuser erlangte ich Zugang zu den Namen, einschließlich der Geburtsdaten und teilweise der Sterbedaten der Diakonissen, die zu jener Zeit von ihren jeweiligen Einrichtungen in den Katharinenhof entsandt wurden. Die Historikerin und Präsidentin der evangelisch-lutherischen Landeskirche Sachsen, Bettina Westfeld, habe ich kontaktiert. Sie konnte mir wertvolle Quellen zur Geschichte der Diakonie empfehlen. Zusätzlich holte ich mir bei der Leiterin der Krankenpflegeschule des Krankenhauses Emmaus in Niesky, das zum Diakonissenkrankenhaus Dresden gehört, Informationen zum aktuellen Curriculum der generalistischen Pflegeausbildung zur Pflegefachkraft ein. Hierbei lag mein besonderes Augenmerk auf der Behandlung des Themas Krankenpflege im NS. Mein Ziel war es zu prüfen, inwieweit auf das Anliegen der Sektion Historische Pflegeforschung in der Deutschen Gesellschaft für Pflegewissenschaft e. V., im Positionspapier von 2019[19], eingegangen wurde.

Die Grounded Theory erfordert nicht zwangsläufig die Entwicklung einer neuen Theorie. Sie versteht sich auch unabhängig von der Theoriegenerierung als ein kodifiziertes Aussagegefüge oder als fortlaufende Diskussion.[20] Es ist von Bedeutung, dass der Forscher sein Kontextwissen einbringen kann, welches nicht nur Fachkenntnisse, sondern auch persönliche Erfahrungen umfasst. Dies ermöglicht es, verschiedene Perspektiven zu beleuchten, Variationen zu entdecken und Vergleiche anzustellen.[21] Daher habe ich mich bei der Auswahl,

---

19 Vgl. Peters, Anja Katharina: Geschichte der Pflege in der generalistischen Pflegeausbildung. a. a. O.

20 Vgl. Glaser, Barney et al.: Grounded Theory. Strategien qualitativer Forschung. a. a. O., S. 41.

21 Vgl. Strauss, Anselm L.: Grundlagen qualitativer Sozialforschung. München. (Wilhelm Fink) 1991, S. 36–37.

der systematischen Ordnung und der Auswertung der umfangreichen Literatur und der Archivakten für diese Methode entschieden. Das theoretische Sampling enthielt die kontinuierliche Kodierung der vorliegenden Texte, begleitet von der Erhebung neuer Informationen aus weiterer Literatur. Es erfolgte eine systematische Feinanalyse der Texte und damit die Bildung von Kategorien hinsichtlich der gewonnenen Erkenntnisse über Verhaltensweisen oder Ereignisse, welche stets untereinander verglichen wurden.[22] Durch das ständige Generieren neuer Datensätze ergab sich die Zuordnung neuer Codes zu diesen Kategorien oder die Entwicklung neuer Kategorien.[23] Diese Phasen wurden wiederholt, bis eine Datensättigung erreicht wurde. Eine zusätzliche Literaturrecherche hätte keine neuen Codes oder Kategorien hervorgebracht.[24]

Zu Beginn der Literaturrecherche erstellte ich eine vorläufige Gliederung für meine Arbeit, die ich fortlaufend anhand der gelesenen Literatur, der gewonnenen Erkenntnisse und der aktuellen Kategorienbildung überarbeitet und angepasst habe. Während des Literaturstudiums habe ich die Titel der Quellen mit den Seitenangaben in der Gliederung festgehalten, um später beim Verfassen der Arbeit eine rasche Auffindbarkeit zu gewährleisten und nichts zu übersehen oder zu vergessen.

Einschlusskriterien: In der Forschung wurde die Tätigkeit der Diakonissen im Katharinenhof im Zusammenhang mit den Ereignissen jener Zeit untersucht. Um ein umfassendes Verständnis für die Handlungen der Diakonissen zu erlangen, war es erforderlich, die geschichtliche Entwicklung des Kaiserswerther Verbandes und der Diakonie herauszuarbeiten. Ebenfalls grundlegend für das Verständnis der Verhaltensweisen der Diakonissen waren die Einstellungen und Tätigkeiten der ärztlichen Leitungen des Katharinenhofs, insbesondere das Wirken von Dr. Ewald Meltzer. Um einen vollständigen Eindruck der Diakonissen zu erhalten, wurde es notwendig auch über die Zeit von 1942 hinaus, ihre Arbeit in den Anstalten, in die sie nach der Beschlagnahme des Katharinenhofs entsandt wurden, einzubeziehen.

Ausschlusskriterien: Die Thematik der Shoa wird in dieser Arbeit nicht behandelt, da sie für die Beantwortung meiner Forschungsfrage im Kontext

22 Vgl. Peters, Anja Katharina: Nanna Conti (1881–1951) a. a. O., S. 21.

23 Vgl. Glaser, Barney et al.: Grounded Theory. a. a. O., S. 53.

24 Vgl. Glaser, Barney et al.: Grounded Theory. a. a. O., S. 69.

des Katharinenhofs in Großhennersdorf nicht maßgeblich ist. Ich konnte keine Anhaltspunkte in der Literatur und in den eingesehenen Akten finden, dass im Katharinenhof jüdische Bewohner lebten oder, dass sie aufgrund ihrer jüdischen Herkunft nicht aufgenommen oder in die Tötungsanstalten verschickt wurden. Es wurden keine Handlungen von Diakonissen dargestellt, die nicht im Katharinenhof tätig waren. Weiterhin erfolgten keine detaillierten Ausführungen über die Euthanasiemaßnahmen in der Landesanstalt Großschweidnitz und der Tötungsanstalt Pirna-Sonnenstein, sondern nur jeweils ein kurzgefasster Exkurs zur Erklärung.

Die Pflegeberichte und der Schriftverkehr in den Archivakten sind teilweise in Kurrentschrift verfasst. Diese Dokumente wurden von mir transkribiert, nachdem ich mich intensiv mit der Kurrentschrift auseinandergesetzt habe.[25]

2.4 Entwicklung der wissenschaftlichen Fragestellung

Bereits am Anfang meiner Forschung war die Idee, nach Widerstand bei den Diakonissen zu suchen, präsent und hat sich im Verlauf der Recherche, Textanalyse und Kategorienbildung weiterentwickelt. Mit den gewonnenen Erkenntnissen wurde deutlich, dass die Frage nach dem Widerstand der Diakonissen gegen die Ideologie des NS nicht einfach zu beantworten ist. Vielmehr spielen verschiedene Faktoren wie das Selbstverständnis der Pflege der Diakonissen, die Umstände ihrer Tätigkeit im Katharinenhof, einer Einrichtung der Inneren Mission und die Bedingungen des NS eine entscheidende Rolle. Basierend auf der Hypothese, dass kein oder nur bedingt aktiver Widerstand seitens der Diakonissen zu finden ist, entwickelte ich schließlich die zentrale Forschungsfrage:

„Inwieweit zeigten die Diakonissen im Katharinenhof in Großhennersdorf in der Zeit des Nationalsozialismus ambivalentes Verhalten in Bezug auf Konformität und Widerstand, und wie beeinflusste diese Ambivalenz ihr Handeln?“

25 N. N.: Altdeutsche Schrift. Übersetzung von Handschriften ab 1500. Musteralphabete. Online-Handbuch. Verfügbar unter: https://www.altdeutsche-schrift.org/musteralphabete/ [10.03.2024], 2024.

Aus dieser zentralen Fragestellung ergaben sich für mich mehrere Unterfragen: War ambivalentes Denken unter den Diakonissen verbreitet? Hatten die Diakonissen den Wunsch, Widerstand zu leisten? Welche Faktoren beeinflussten ihre Entscheidungen, Widerstand zu leisten oder nicht? Welche Möglichkeiten gab es für die Diakonissen, Widerstand zu leisten? Oder gingen die meisten Diakonissen völlig konform mit der Ideologie des Nationalsozialismus? Auf diese Fragen galt es, fundierte Antworten zu finden, um ein umfassendes Verständnis der Haltungen und Handlungen der Diakonissen während dieser Zeit zu gewinnen.

3 Historischer Kontext

Um das Verhalten und die Handlungen der Diakonissen im Katharinenhof während der Zeit des NS sowie deren Möglichkeiten und Grenzen des Widerstandes zu verstehen, wird in den folgenden Kapiteln die Geschichte der Diakonie im Überblick dargestellt.

3.1 Die Gründung der Diakonissen-Mutterhäuser

Als der junge evangelische Pfarrer Theodor Fliedner (1800–1864), von dem Wunsch erfüllt, Gutes zu tun und seinen Mitmenschen zu helfen,[26] 1822 nach Kaiserswerth kam, erkannte er die sozialen Probleme und Nöte seiner Zeit. Es herrschte ein Mangel an ausreichender Versorgung von kranken und alten Menschen sowie an pädagogischer Betreuung von Kindern und Jugendlichen. Die Zustände in den Krankenhäusern waren katastrophal. Kranke wurden überwiegend von Wärtern statt von Pflegefachpersonen betreut und waren weitgehend sich selbst überlassen. Frühzeitig ergriffen Fliedner und seine erste Ehefrau Friederike praktische Maßnahmen, um die konkrete Notlage anzugehen. Bereits 1836 setzten sie weltweit Maßstäbe in moderner Krankenpflege und Pädagogik.[27] Mit der Gründung der ersten Krankenpflegeschule, der „Bildungsanstalt für evangelische Pflegerinnen“ am 13. Oktober 1836,[28] wurde eine erste Grundlage für die Professionalisierung der Krankenpflege gelegt.[29] Um den ausgebildeten und ausgesandten Pflegerinnen Schutz in der Fremde, Ordnung, Zucht und den Schutz der Liebe zu gewähren, wurde aus der Krankenpflegeschule das erste Mutterhaus[30] und damit die erste Diakonissenanstalt weltweit [31] gegrün-

26 Vgl. Beyreuther, Erich: Geschichte der Diakonie und Inneren Mission in der Neuzeit. Berlin (Wichern) 1962.

27 Vgl. Kaiserswerther Diakonie: Unsere Geschichte. Wie alles begann. Online-Handbuch. Verfügbar unter: https://www.kaiserswerther-diakonie.de/ueber-uns/das-unternehmen/geschichte/ [11.03.2024], 2024.

28 Vgl. Beyreuther, Erich: Geschichte der Diakonie und Inneren Mission. a. a. O., S. 64.

29 Vgl. Kaiserwerther Diakonie: Unsere Geschichte. a. a. O.

30 Vgl. Beyreuther, Erich: Geschichte der Diakonie und Inneren Mission. a. a. O., S. 66.

31 Vgl. Kaiserwerther Diakonie: Unsere Geschichte. a. a. O.

det. Das Leitbild von einem kollektiven Wirken im „Dienen und Helfen“ des Diakonissen-Mutterhauses in Kaiserswerth und auch der weiteren, später gegründeten Mutterhäuser wurde durch Theodor Fliedner geprägt.[32] Dieses beinhaltete christliche Liebestätigkeit, Gehorsam, Ehelosigkeit, Mittellosigkeit und das Leben nach einem biblisch geprägten, genossenschaftlichen und solidarischen Modell. Die Mutterhäuser schufen die wirtschaftlichen Voraussetzungen für das Leben der Diakonissen, somit waren sie frei von Verpflichtungen außerhalb der Arbeit der Gemeinschaft und „für Gottes Auftrag“ immer verfügbar.[33] Die Entscheidung über den Arbeitsbereich, den Ort und die Dauer der Entsendung der Diakonissen wurde von der Mutterhausleitung getroffen. Ein sichtbares Zeichen ihrer Zugehörigkeit und ein integraler Bestandteil ihrer Identität war die vorgeschriebene Tracht für Diakonissen.[34] Die durch ihre Pflegeausbildung gut qualifizierten Schwestern übten ihre Arbeit mit großer Selbstständigkeit aus und erlangten ein hohes gesellschaftliches Ansehen. Diese geachtete berufliche Position für Frauen war neu in der damaligen patriarchalischen Gesellschaftsordnung.[35]

Für die Diakonissen galt die Krankenpflege als religiöser Auftrag und somit nicht als Beruf, sondern vielmehr als eine Berufung. Ihr Pflegeverständnis basierte auf einer klaren Ausrichtung an den Bedürfnissen der Patient:innen, geprägt von Nächstenliebe, herzlichem Erbarmen, Freundlichkeit, Sanftmut, Demut und Geduld. Die Aufgaben der Diakonissen umfassten die Leibes- und Seelenpflege, die Krankenbeobachtung, die Sterbebegleitung und die Selbstfürsorge. Das Mutterhaus leistete vielfältige Unterstützung zur Gesunderhaltung der Diakonissen. Es gab Rüstzeiten, seelsorgliche und fachliche Freizeiten und verpflichtenden Urlaub, welcher ausdrücklich zur Erholung bestimmt war.[36]

32 Vgl. Müller, Fruzsina: Das Leipziger Diakonissenhaus. Die Geschichte einer Schwesternschaft und ihres Krankenhauses. Leipzig (Leipziger Universitätsverlag) 2023, S. 18.
33 Vgl. Müller, Fruzsina: Das Leipziger Diakonissenhaus. a. a. O., S. 18.
34 Vgl. Müller, Fruzsina: Das Leipziger Diakonissenhaus. a. a. O., S. 20–21.
35 Vgl. Müller, Fruzsina: Das Leipziger Diakonissenhaus. a. a. O., S. 23.
36 Vgl. Müller, Fruzsina: Das Leipziger Diakonissenhaus. a. a. O., S. 27–30.

3.2 Die Entwicklung des Kaiserswerther Verbandes und der Diakonie bis 1933

Im Jahr 1861 wurde die Kaiserswerther Generalkonferenz gegründet. Dies war der internationale Zusammenschluss von damals 27 Mutterhäusern mit Kaiserswerther Prägung in Deutschland, im europäischen Ausland und in Nordamerika.[37] Alle Direktionen der jeweiligen Diakonissenanstalten schlossen mit den Einsatzorten ihrer Diakonissen in Krankenhäusern, Privathäusern, Irrenanstalten, Waisenhäusern, Schulen und Gemeinden Verträge ab, in denen die Vergütungen der Dienste der Diakonissen an die Direktion verankert war. Als Gegenleistung erhielten die Schwestern von ihrem Mutterhaus Kost und Logis, Kleidung, eine Kranken -und Altersversorgung und ein Taschengeld.[38] Es etablierten sich für die Leitung der Diakonissen-Mutterhäuser die Bezeichnungen Vorsteher, Rektor und Oberin und für die Pflegerinnen der Begriff „Schwester". Jede Schwester nahm gegenüber der Direktion die Stellung einer unmündigen Tochter ein, war zum Gehorsam und zum Dienst[39] an den notleidenden Mitmenschen und den Mitschwestern gegenüber verpflichtet.[40] Die Kaiserswerther Organisationsform prägte alle neugegründeten Diakonissen-Mutterhäuser und „garantierte Effektivität und Kontinuität einer professionalisierten

37 Vgl. Conferenz. In: AuK, 13, 1861, S. 176. zit. n. Lauterer, Heidemarie: Liebestätigkeit für die Volksgemeinschaft. Der Kaiserswerther Verband deutscher Diakonissenmutterhäuser in den ersten Jahren des NS-Regimes. Göttingen (Vandenhoeck & Ruprecht) 1994, S. 23.

38 „In den Beratungen der Grundordnungen im Jahre 1861 wurde die Regelung über das Taschengeld schriftlich fixiert und von allen Mutterhäusern übernommen. Im Protokoll hieß es, daß [sic]die Diakonissen kein Gehalt bekommen, sondern in ihren Bedürfnissen vom Mutterhause versorgt werden, damit sie nicht in Versuchung kommen, Schätze auf Erden sammeln zu wollen, die die Motten und der Rost fressen, sondern sich ungestört ganz dem Dienst des Herrn hingeben können, ohne Sorgen für Nahrung und Kleidung. Einiges Taschengeld ihnen zu geben, findet sie jedoch nicht unzweckmäßig." (Conferenz. In: AuK, 13, 1861, S. 217), zit. n. Lauterer, Heide-Marie, Liebestätigkeit für die Volksgemeinschaft. 1994, S. 23.

39 „Bezeichnenderweise gehen Pflegefachpersonen heute noch zum Dienst-ihre Arbeitszeit wird in Dienstplänen organisiert. Kellner, Anne: Die Pflege kein normaler Beruf. Schwesternpflege als Sparkonzept-dienen vs. verdienen. In: Genz, Katharina et al. (Hrsg.): Pflege und Politik im Spiegel der Zeit. Hungen (hpsmedia) 2022, S. 92.

40 Vgl. Lauterer, Heide-Marie, Liebestätigkeit. a. a. O., S. 22–24.

„Liebestätigkeit"; die Kaiserswerther Schwesterntracht wurde bald zum Markenzeichen qualifizierter Krankenpflege."[41]

Während des ersten Weltkrieges (1914–1918) bestimmte der Staat die freie Wohlfahrtspflege und somit, welche Organisation sich in welchem Umfang am Sanitätsdienst beteiligen durfte. Um effektiv an der Kriegswohlfahrt mitwirken zu können, musste ein Zweckverband gegründet werden, in dem nur die deutschen Mutterhäuser vertreten waren, „damit die staatlichen Organe wissen, mit wem sie zu verhandeln haben."[42] Deshalb wurde der Kaiserswerther Verband deutscher Diakonissenmutterhäuser im Jahr 1916 gegründet. Im Gegensatz zur Generalkonferenz war der Kaiserswerther Verband ein Zweck- und Interessenverband mit eigener Satzung, eigenem Vorstand und Beirat mit der Aufgabe, die gemeinsamen Anliegen der ihm angehörigen Mutterhäuser zu verhandeln und nach außen zu vertreten.[43] Die Mutterhausdiakonie hatte in ihrer Form so überzeugende Vorbildfunktion, dass die in der 2. Hälfte des 19. Jahrhundert gebildete Schwesternschaft des Roten Kreuzes diese weitgehend übernahm.[44]

In der ersten Hälfte des 19. Jahrhunderts entstanden weitere diakonische Einrichtungen wie das „Rauhe Haus" in Hamburg zur Rettung verwahrloster und schwererziehbarer Kinder, welches als Geburtshaus der Inneren Mission der evangelischen Kirche galt[45]. Im Januar 1849 gründete sich der Central-Ausschuss der Inneren Mission der deutschen evangelischen Kirche, der in der Vernetzung der bisherigen zahlreichen diakonischen Aktivitäten seine Wirkung entfalten sollte.[46] Der Kaiserswerther Verband wurde Mitglied des CA der IM.[47] Der Evangelische Diakonieverein, gegründet von Friedrich Zimmer Ende des 19. Jahrhunderts, betonte die Selbstbestimmung und finanzielle Unabhängig-

41 Vgl. Lauterer, Heide-Marie, Liebestätigkeit. a. a. O., S. 26.

42 Vgl. Th. Schmidt, Generalkonferenz, S. 151. Zit. n. Lauterer, Heidemarie: Liebestätigkeit. a. a. O., S. 27.

43 Vgl. Lauterer, Heide-Marie: Liebestätigkeit für die Volksgemeinschaft. a. a. O., S. 27.

44 Vgl. Katscher, Lieselotte: Krankenpflege und ‚Drittes Reich'. Der Weg der Schwesternschaft des Evangelischen Diakonievereins 1933–1939. Reutlingen (Diakonie Verlag) 1994, S. 16.

45 Vgl. Beyreuther, Erich: Geschichte der Diakonie. a. a. O., S. 93.

46 Vgl. Westfeld, Bettina: Innere Mission und Diakonie in Sachsen 1867–2017. Leipzig (Evangelische Verlagsanstalt GmbH) 2017, S. 36–37.

47 Vgl. Lauterer, Heide-Marie: Liebestätigkeit. a. a. O., S. 29.

keit der Diakonissen.[48] Im frühen 20. Jahrhundert entstanden weitere Standesorganisationen wie die „Berufsorganisation der Krankenpflegerinnen Deutschlands“ unter Agnes Karll, die für eine standardisierte Ausbildung und bessere Arbeitsbedingungen kämpfte, jedoch auch an traditionellen Vorstellungen von Krankenpflege festhielt.[49] Dies behinderte eine breite Solidarisierung mit den anderen „freien“ Schwestern. „Zersplitterung und Abgrenzung im Kampf um die richtige Krankenpflege ergaben berufspolitische Schwäche, den Herrschenden im Gesundheitswesen konnte das nur recht sein.“[50]

Durch den ersten Weltkrieg und die folgende Inflation war die bisherige Finanzierung der freien Wohlfahrtspflege gefährdet. Die Verbände fürchteten die „Kommunalisierung der Wohlfahrts-pflege“ durch die neue sozialdemokratische Regierung und dadurch die Übernahme des Heil- und Pflegepersonals in den öffentlichen Dienst. Der Kaiserswerther Verband deutscher Diakonissenmutterhäuser und weitere fünf Pflegeverbände schlossen sich am 28. Oktober 1919 zum „Reichsverband der privaten gemeinnützigen Kranken- und Pflegeanstalten Deutschlands zusammen, um ihre Interessen wirkungsvoll nach außen vertreten zu können.[51] Im März 1921 gründete der Reichsverband mit anderen Spitzenverbänden die Reichsgemeinschaft, die wiederum 1924 in die „Liga der freien Wohlfahrtspflege“ überging.[52]

Der Kaiserswerther Verband sah sich gezwungen, sich in der für ihn neuen Verbandsarbeit und Wohlfahrtspflege zu engagieren und leitete sachliche und personelle Veränderungen ein. Im Oktober 1920 wurde eine Geschäftsstelle in Berlin gegründet, in der alle Fragen zu Ausbildung, Versicherung, Versorgung und Finanzierung zentral bearbeitet wurden. Im Jahr 1925 erschien erstmalig die Verbandszeitschrift „Die Diakonisse“. Die Zeitschrift sollte außer den Informationen über die Pflege der Verbandsgemeinschaft und die Entwicklungen auf dem Wohlfahrtssektor vor allem der Mutterhausdiakonie ein neues Image vermitteln und hatte den Anspruch, eine in der Öffentlichkeit gelesene Fachzeit-

48 Vgl. Katscher, Lieselotte: Krankenpflege und ‚Drittes Reich‘. a. a. O., S. 17.

49 Vgl. Steppe, Hilde: Krankenpflege im Nationalsozialismus. Frankfurt am Main (Mabuse) 2020, S. 56.

50 Steppe, Hilde: Krankenpflege im Nationalsozialismus. a.a.O, S. 56.

51 Vgl. Lauterer, Heide-Marie: Liebestätigkeit. a. a. O., S. 29.

52 Vgl. Lauterer, Heide-Marie: Liebestätigkeit. a. a. O., S. 31.

schrift zu werden. Die Mitarbeit der Diakonissen war erwünscht, jedoch waren es überwiegend Vorsteher und Pastoren, die in der „Diakonisse" publizierten.[53] Eine weitere gravierende Veränderung trat mit der Einstellung der ausgebildeten Jugendleiterin und Lehrerin Auguste Mohrmann (1891–1967) 1927 ein, um das Arbeitsfeld Kinderpflege auszubauen. Mohrmann war keine Diakonisse, sie tat also keinen „Dienst ohne Lohn", sondern war eine hochdotierte Angestellte des Verbandes und keinem Vorsteher untergeordnet. Dennoch trug sie Schwesterntracht, die aber keinem speziellen Mutterhaus zugeordnet war. Sie verkörperte innerhalb des Kaiserswerther Verbandes einen neuen Frauentyp, der sich frei von patriarchalischer Ordnung gesellschaftspolitisch engagieren konnte.[54]

Der Kaiserswerther Verband war ein Spitzenverband der freien Wohlfahrtspflege geworden, der sich den Bedingungen des entstandenen Wohlfahrtsstaates angepasst hatte. Die notwendigen Modernisierungen hatten zwar zur Einstellung von Auguste Mohrmann geführt, ihre Stellung innerhalb des Verbandes blieb jedoch eine Ausnahme. Die herkömmliche Leitungsstruktur wurde nicht überdacht, das Entsendungsprinzip weiter fortgeführt, und die neuen gewerkschaftlich erkämpften, arbeitsrechtlichen Bestimmungen der Tarifordnung vom 07. Mai 1920 für den Wohlfahrtsbereich[55] wurden nicht übernommen. Die Diakonissen waren immer noch unmündige Töchter, ganz der patriarchalischen Leitung unterstellt und somit auch nicht im Beirat des Kaiserswerther Verbandes vertreten.[56]

Am 30.01.1933 wurde Adolf Hitler (1889–1945) zum Reichskanzler ernannt. Er erkennt die NSV im Mai 1933 als Organisation der NSDAP an und räumt ihr somit eine Sonderstellung ein[57]. Die Leitung der NSV war 1933 bestrebt, die gesamte Krankenpflege nach den nationalsozialistischen Vorstellungen zu vereinheitlichen. Zwei wesentliche Ziele waren: „Die Vereinheitlichung und organisatorische Straffung der vielen verschiedenen, zersplitterten Berufsverbände und die inhaltliche Gleichschaltung; d. h. eine möglichst weitreichende

53 Vgl. Lauterer, Heide-Marie: Liebestätigkeit. a. a. O., S. 32.

54 Vgl. Lauterer, Heide-Marie: Liebestätigkeit. a. a. O., S. 32–34.

55 In Preußen war sie in der preußischen Besoldungsordnung dargelegt. Lauterer, Heide-Marie: Liebestätigkeit. a. a. O., S. 37.

56 Vgl. Lauterer, Heide-Marie: Liebestätigkeit. a. a. O., S. 37.

57 Vgl. Katscher, Lieselotte: Krankenpflege und Drittes Reich. a. a. O., S. 41.

Verdrängung vor allem der kirchlichen Verbände."[58] Deutlich wurde das Ziel der Umkehrung der bislang geltenden Wohlfahrtsprinzipien durch folgende Bestimmungen: „1. Die Wohlfahrtspflege wird nicht bestimmt durch das Wohl des Einzelnen, sondern durch das der Gemeinschaft" und „2. Art und Maß der Unterstützung bestimmt sich nach der Würdigkeit des Unterstützten gemäß seiner Leistung für die Gesellschaft."[59] Diese Pläne verdeutlichten die Absicht, möglichst alle bestehenden Schwesternorganisationen aufzulösen. In einer Sitzung der Reichsfachschaft im Juni 1933 wurde ausgeführt:

> „Alle Mutterhäuser sollen mit nationalsozialistischem Geist erfüllt werden, besonders in den konfessionellen Häusern. [...] Es wird nicht ein Betrieb verschont bleiben, man wird überall eindringen und sich durchsetzen. Dr. Conti[60] hat das Recht, einzusetzen, aufzulösen und zu verhaften. Alles was entgegensteht, wird bekämpft. Es kommt ausschließlich auf die Gesinnung an."[61]

Aufgrund dieser Kampfansage kamen Vertreter:innen der evangelischen Schwesternverbände im August 1933 zusammen, um gemeinsam Abwehrmaßnahmen zu beraten. Daraus folgte am 29.09.1933 in der Geschäftsstelle des Kaiserswerther Verbandes die Gründung der Diakoniegemeinschaft. Mitglieder waren die Mutterhäuser des Kaiserswerther Verbandes und fünf weitere Schwesternverbände. Die Diakoniegemeinschaft bestand somit aus rund 47.000 Schwestern.[62] Vorsitzende wurde Auguste Mohrmann. Sie entsprach den „Anforderungen des NS-Regimes nach weltanschaulicher Zuverlässigkeit und parteipolitischer Einstellung. Sie war außerdem von den evangelischen Schwesternschaften selbst „gewählt" worden und genoß [sic!] deren

58 Vgl. Möller, Ute/Hesselbarth, Ulrike: Die geschichtliche Entwicklung der Krankenpflege. Hintergründe, Analysen, Perspektiven. Hagen (Brigitte Kunz) 1998, S. 145.

59 Leitz, Gerstner u. a. 1983. Zit. n. Steppe, Hilde: Krankenpflege im NS. a. a. O., S. 67.

60 Der spätere Reichsgesundheitsführer war zurzeit Ministerialrat im MdI. (Die deutsche Schwester, Januar 1939, S. 111/112, Dr. L. Conti, Reichsgesundheitsführer – Reichsärzteführer). Zit. n. Katscher, Lieselotte: Krankenpflege und Drittes Reich. a. a. O., S. 50–51.

61 Ebd.

62 Vgl. Katscher, Lieselotte: Krankenpflege und Drittes Reich. a. a. O., S. 51–52.

Vertrauen."[63] Mohrmann trat 1933 der NSDAP bei.[64] Mit der Gründung der Diakoniegemeinschaft war es ihnen gelungen, als eine zahlenmäßig große, geschlossene Gruppe innerhalb der Reichsfachschaft[65] entschlossen aufzutreten und ihre Werte zu verteidigen.[66] In der Begrüßungsrede der Gründungsfeierlichkeiten der Diakoniegemeinschaft im November 1933 wurde auf die Beziehung zwischen Christentum, Diakonissen und Nationalsozialismus verwiesen:

> „Das Christentum der Tat sei nirgends so treu gewahrt wie bei den Diakonissen. Das erste Gebot des Nationalsozialismus, nach dem Gemeinnutz vor Eigennutz gehe, und das christliche Gebot der Nächstenliebe gehörten zusammen. Der Nationalsozialismus habe überhaupt nur von Menschen kommen können, die wie der Führer ernste Christen wären. Die alten Kämpfer der NSDAP seien im politischen Kampf vielleicht das gewesen, was die Schwestern immer in der Kirche waren."[67] „So konnte der Kaiserswerther Verband stolz darauf sein, daß [sic!] der Staat, der die zerstrittenen Gruppierungen der verfaßten [sic!] Kirche mißbilligte [sic!], in der Diakonie die wahren Verfechter des Christentums erkannte."[68]

Beispielgebend für die Einstellungen einiger Diakonissen, vermutlich dem größeren Anteil, schrieb eine Diakonisse in einem Beitrag in „Diakonie und Nationalsozialismus":

> „Nationalsozialismus und Sozialismus, beides sind der Diakonie keine Fremdwörter. Immer standen die Diakonissen-Mutterhäuser zum Dienst bereit, wenn die Nation das Volk rief [...] Aus diesem sozialen

63 Lauterer, Heide-Marie: Liebestätigkeit. a. a. O., S. 70.

64 BArch R 9361-IX Kartei/29050612.

65 Vgl. Katscher, Lieselotte: Krankenpflege und Drittes Reich. a. a. O., S. 52.

66 Vgl. Lauterer, Heidemarie: Liebestätigkeit. a. a. O., S. 67. Im Oktober 1933 wurde die Diakoniegemeinschaft in die Reichsfachschaft deutscher Schwestern und Pflegerinnen aufgenommen.

67 Tägliches Beiblatt zum VB Nr. 321, 17.11.1933, S. 1. Zit. n. Lauterer, Heide-Marie: Liebestätigkeit. a. a. O., S. 70.

68 Ebd.

> Moment heraus wächst der Dienstgedanke und die Gemeinschaftspflicht. [...] Auch der Totalitätsanspruch des Nationalsozialismus ist uns durchaus verständlich, denn er ist auch bei uns, wenn auch in anderer Weise, ausgeprägt. [...] Kampf ist der Grundgedanke des Nationalsozialismus. Kampf ist ein Zeichen von Lebensfähigkeit. Auch die Diakonie hat seit hundert Jahren gekämpft um ihre Existenz und Grundsätze [...] Der Führergedanke ist in der Diakonie seit ihrem Bestehen durchgeführt [...] Disziplin und Gehorsam werden in der Diakonie gefordert [...] So hat die Diakonie seit ihrer Erneuerung vor hundert Jahren schon im Verborgenen im deutschen Vaterland auf nationalsozialistischer Grundlage gearbeitet. Darum begrüßt sie die nationalsozialistische Bewegung mit dankbarem Herzen."[69]

Diakonissen, die unmittelbar mit den körperlichen und seelischen Bedürfnissen ihrer Pfleglinge konfrontiert waren, wie die Diakonissen im Katharinenhof bei der Pflege der geistig und körperlich behinderten Kinder, teilten oft die nationalsozialistische Rassenideologie nicht. Aufgrund der immer noch bestehenden patriarchalischen Leitungsstruktur in den Mutterhäusern und der Bedingungen des NS waren sie jedoch an die Weisungen gebunden und dadurch oft zu Handlungen gezwungen, die ihr Gewissen später sehr belasteten.[70]

Auf den Zusammenschluss anderer Schwesternverbände in der Reichsfachschaft deutscher Schwestern und Pflegerinnen[71] wird in dieser Arbeit nicht näher eingegangen.

69 Zeitschrift für die Reichsfachschaft deutscher Schwestern und Pflegerinnen, Heft 11, 1934. Zit. n. Möller/Hesselbarth: Die geschichtliche Entwicklung der Krankenpflege. a. a. O., S. 154.

70 Vgl. Lauterer, Heide-Marie: Liebestätigkeit. a. a. O., S. 10.

71 Schematische Darstellung der Organisation der Pflege 1933 in Steppe, H. Krankenpflege a. a. O., S. 69.

4 Die Diakonissen im Katharinenhof in Großhennersdorf

4.1 Die Geschichte des Katharinenhofs bis 1933

4.1.1 Die Historie im Überblick

Am 30. August 1721 stiftete Freifrau Henriette Sophie von Gersdorf (1685–1761) Teile ihres Großhennersdorfer Gutes für die Gründung eines Armen- und Waisenhauses und nannte es zu Ehren ihrer Mutter Katharina von Gersdorf (1648–1726) „Katharinenhof". Der Katharinenhof ist die älteste dem diakonischen Auftrag verpflichtete Einrichtung in Sachsen. Katharina von Gersdorf hatte im Schloss Großhennersdorf ihren Enkel Graf Nikolaus von Zinsendorf, der 1727 die Herrnhuter Brüdergemeinde gründete, aufgezogen. Henriette Sophie von Gersdorf förderte im Katharinenhof arme und verwaiste Kinder und ermöglichte ihnen eine schulische Bildung.[72] Aufgrund finanzieller Schwierigkeiten verkaufte Henriette Sophie von Gersdorf 1748 den Katharinenhof an ihren Neffen, der die Einrichtung in eine reine Knabenerziehungsanstalt umwandelte. Im Jahr 1760 wurde der Katharinenhof wegen der anhaltenden wirtschaftlichen Not der Brüdergemeinde überlassen. Bis 1838 diente er erst als Schule und Internat, dann als Heim für ledige Schwestern und später als Pädagogium für Knaben vornehmen Standes. Im April 1838 wurde der Katharinenhof an den Staat übergeben und ein Landeswaisenhaus aufgebaut.[73] Im Mai 1889 erfolgte die erstmalige Aufnahme von Kindern mit geistiger Behinderung. 1894 wurde das ebenfalls im Staatsbesitz befindliche Koloniegut gegründet, in dem aus der Anstalt entlassene geistig behinderte Männer einfache landwirtschaftliche Tätigkeiten verrichten konnten. Im Jahr 1902 übernahm Dr. Ewald

72 Vgl. Böhm, Boris: Abriss zur Geschichte des Katharinenhofes 1721 bis 1945. In: Böhm, Boris/Markwardt, Hagen/Trogisch, Jürgen (Hrsg.): Lebenszeugnisse-Leidenswege. „Nun liesse sich viel erzählen von all den Tagesereignissen …". Kommentierte Chronik des Katharinenhofes Großhennersdorf 1934–1941. Dresden (Stiftung Sächsische Gedenkstätte) 2017, S. 11.

73 Vgl. Evangelische Stiftung Diakoniewerk Oberlausitz: Der Katharinenhof im Wandel der Zeit. Ein chronologischer Überblick. In: Formann, Michaela/Hermann, Susanne/Matthes, Hans-Georg/Westfeld, Bettina (Hrsg.) Herr, höre meine Stimme. Stimmen aus dem Katharinenhof Großhennersdorf: Festschrift anlässlich des 300-jährigen Bestehens des Katharinenhofs. Herrnhut (Gustav Winter) 2021, S. 230.

Meltzer als Anstaltsarzt sein Amt. Nach einer umfassenden Sanierung des Katharinenhofs erhielt dieser 1911 die Bestimmung „Königlich-Sächsische Landesanstalt für schwachsinnige Kinder". Von 1911–1938 bestimmte Meltzer als Arzt und Leiter der Anstalt die Geschicke des Katharinenhofs. Seine für jene Zeit fortschrittlichen heilpädagogischen Ansichten und deren Anwendung machten den Katharinenhof in ganz Deutschland bekannt. Vorgesehen waren Betten für 200 Kinder, im Jahr 1930 lebten 225 Kinder im Katharinenhof sowie 50 Erwachsene im Koloniegut. Der Personalbestand umfasste 70 Mitarbeiter, darunter 12 Schwestern der staatlichen Schwesternschaft des Landes Sachsens und 38 Wärterinnen und Hilfspflegerinnen.[74] Die Prinzipien Meltzers für die Pflege der Kinder waren Geduld, Liebe und das Verbot jeglicher Misshandlung. Er schätzte das überdurchschnittliche Engagement der Schwestern und Hilfspflegerinnen und förderte dieses durch regelmäßigen Unterricht, angemessene Bezahlung und reichhaltige Kost.[75]

4.1.2 Dr. Ewald Meltzer – Die Bedeutung seiner Arbeit im Katharinenhof

Obermedizinalrat Dr. Ewald Meltzer (1869–1940) wurde später zur wesentlichen Identifikationsfigur der Diakonissen im Katharinenhof, erfreute sich großer Beliebtheit und wurde von ihnen in Dankbarkeit verehrt:

> „[…] begann Herr Obermedizinalrat mit einem medizinischen Kursus für die Schwestern. Jeden Freitag von 3–4 Uhr ist Stunde, und wie viel dürfen wir da lernen an Interessantem und Wissenswerten! Wir sind Herrn Obermedizinalrat von Herzen dankbar für all seine freundlichen Bemühungen um uns."[76] „[…] wir gedenken seiner und der von

74 Vgl. Böhm, Boris: Zum Abriss. a. a. O., S. 12–13.
75 Vgl. Böhm, Boris: Zum Abriss. a. a. O., S. 13.
76 Oberlein, Gertrud: Chronik Katharinenhof Großhennersdorf 193 –1941. (Vom handschriftlichen Original in deutscher Schrift übertragen. Original befindet sich im Diakonissen-Mutterhaus Borsdorf). Großhennersdorf (o. O.) 1934–1941, S. 18. Laut Oberin Schwester Christa Knüpfer verfügt Die Chronik über keine Bestandssignatur im Archiv des Diakonissen-Mutterhauses in Borsdorf. Mail vom 01.11.2023.

ihm geleisteten Arbeit an den Ärmsten der Armen in Verehrung und Dankbarkeit."[77]

Meltzer ist bis heute nicht unumstritten, er war ein entschiedener Eugeniker und somit Befürworter der Zwangssterilisation, aber ein vehementer Gegner der Euthanasie.[78]

- *Exkurs: Eugenik: Begründer Francis Galton 1883, „Auslese der Tüchtigsten", Wissenschaft, die sich mit den Einflüssen beschäftigt, die die angeborenen Eigenschaften einer Rasse verbessern und diese zum größtmöglichen Vorteil der Gesamtheit zur Entfaltung bringt. Positive Eugenik – Förderung der Tüchtigen, negative Eugenik – Verhinderung unerwünschten Nachwuchses.*[79]
- *Exkurs: „Euthanasie" setzt sich aus dem altgriechischen „eu" (gut) und „thanatos" (Tod) zusammen. In der griechischen Antike für einen Tod verwendet, welcher ohne lange Leidensphase eintrat. In der Frühmoderne wurde der Begriff um ärztliches Handeln erweitert, auf die Ermöglichung eines schmerzfreien Todes, ohne dass in den natürlichen Prozess des Sterbens an sich eingegriffen wurde. Seit Ende des 19. Jahrhunderts auch in Verbindung mit der Tötung schwerkranker und unheilbar kranker Menschen diskutiert. Seine Bedeutung reicht dabei von Sterbehilfe über die „Tötung auf Verlangen" bis hin zur gezielten Ermordung von als „lebensunwertes Leben" stigmatisierten Menschen aufgrund von eugenischen bzw. „rassenhygienischen" Kosten-Nutzen-Überlegungen. Für die Zeit von 1939 bis 1941 beschreibt der Begriff NS-„Euthanasie" industriellen Massenmord.*[80]

---

77 Oberlein, Gertrud: Chronik. a. a. O., S. 61.

78 Hörnig, Thomas: „Worte und Taten-Bei aller Liebe und Fürsorge-konnten auch zutiefst befremdlich sein …". Ewald Meltzer – der Grenzgänger zwischen Nächstenliebe und Eugenik, Apologetik und Zwangssterilisation. In: Formann, Michaela/Hermann, Susanne/Matthes, Hans-Georg/Westfeld, Bettina (Hrsg.) Herr, höre meine Stimme. Stimmen aus dem Katharinenhof Großhennersdorf: Festschrift anlässlich des 300-jährigen Bestehens des Katharinenhofs. Herrnhut (Gustav Winter) 2021, S. 32.

79 Vgl. Schilter, Thomas: Unmenschliches Ermessen. Die nationalsozialistische „Euthanasie"-Tötungsanstalt Pirna-Sonnenstein 1940/41. Leipzig (Gustav Kiepenheuer) 1999, S. 16.

80 Vgl. Graefe, Stefanie: Schöner Tod? „Euthanasie" in Vergangenheit und Gegenwart. Onlinehandbuch. Verfügbar unter: https://www.bpb.de/themen/medien-journalismus/netzdebatte/210577/schoener-tod-euthanasie-in-vergangenheit-und-gegenwart/ [22.04.2024], 2015.

In seinem bedeutendsten Werk von 1925 „Das Problem der Abkürzung „lebensunwerten" Lebens" präsentierte er seine Auseinandersetzung mit der Schrift von Binding und Hoche zu Sterbehilfe und Euthanasie „Die Freigabe der Vernichtung lebensunwerten Lebens. Ihr Maß und ihre Form".[81] Im Jahr 1920 erschien nach dem ersten Weltkrieg und im Zeichen des Elends der Nachkriegszeit die Broschüre der angesehenen Professoren Karl Binding (Jurist) und Alfred Hoche (Psychiater). Sie bewirkten einen Dammbruch unter den Sozialdarwinisten mit der Vermengung der echten Sterbehilfe bei Todkranken und der Tötung für als minderwertig befundener Kranker und Behinderter.[82] „Die Angst vor einer „Entartung" des Volkes geht um, die nur – so wird behauptet – verhindert werden kann, wenn es gelänge, die Zahl der Minderwertigen zu reduzieren."[83]

– *Exkurs: Der Naturforscher Charles Darwin beschreibt 1859 in „Die Entstehung der Arten durch natürliche Zuchtwahl oder die Erhaltung der begünstigten Rassen im Kampfe ums Dasein", dass die schlecht Angepassten durch eine „natürliche Auslese" durch „Selektion" ausgemustert werden. Diese Vorstellung, dass die Zweckmäßigen und Tüchtigen sich durchsetzen, während die Nichtangepassten zu-Grunde gehen, passt genau in die damalige Zeit.*[84]

> „Die Anstalten, die der Idiotenpflege dienen, werden anderen Zwecken entzogen. [...] Es ist eine peinliche Vorstellung, daß [sic!] ganze Generationen von Pflegern neben diesen leeren Menschenhülsen dahinaltern [...]. Die Frage, ob der für diese Kategorien von Ballastexistenzen notwendige Aufwand nach allen Richtungen gerechtfertigt ist, war in den verflossenen Zeiten des Wohlstandes nicht dringend, jetzt ist es anders geworden [...]. Unsere deutsche Aufgabe wird es sein: ein Freimachen jeglicher verfügbaren Leistungsfähigkeit für fördernde Zwecke. Der Erfüllung dieser Aufgaben steht das moderne Streben im Wege, möglichst auch die Schwächlinge aller Sorten zu erhalten [...] dadurch ihre besondere Tragweite erhalten, daß [sic!] es bisher nicht möglich

81 Vgl. Hörnig, Thomas: „Worte und Taten". a. a. O., S. 32.
82 Vgl. Klee, Ernst: Dokumente zur „Euthanasie". Frankfurt am Main (Fischer) 1992, S. 37.
83 Ebd.
84 Vgl. Klee, Ernst: Dokumente zur „Euthanasie". a. a. O., S. 35.

gewesen, auch nicht im Ernste versucht worden ist, diese Defektmenschen von der Fortpflanzung auszuschließen."[85]

Das eindeutige Bejahen der „Freigabe der Vernichtung lebensunwerten Lebens" durch die Autoren Binding und Hoche forderte Meltzer heraus, die in der Schrift aufgestellten Thesen zu diskutieren. Meltzer erkannte, dass im Unterschied zu bisherigen Euthanasie-Debatten, diese nicht nur auf die Gelehrtenwelt beschränkt blieben[86], sondern, „dass diese Gedanken von dort aus auf das Laienpublikum ausströmten, bei dem sie vielfach ebenfalls eine günstige Aufnahme fanden."[87] Er stellte sich vehement gegen die Idee der Euthanasie und veranlasste eine Umfrage zum „Problem der Abkürzung lebensunwerten Lebens" unter den Eltern der Bewohner:innen des Katharinenhofs.[88] Für Meltzer unerwartet, fielen die Ergebnisse nicht geteilt aus, sondern ergaben ein ziemlich eindeutiges Stimmungsbild.[89] Von den 200 Befragten sandten 162 den Fragebogen ausgefüllt zurück. Davon stimmten 73 Prozent (119) der Eltern der Euthanasie zu, 27 Prozent (43) lehnten die Euthanasie ab. Allerdings beantworteten von den 43 Verneinern noch 20 Personen die Fragen 2–3 mit ja.[90] „Ausdrücklich und uneingeschränkt lehnten es lediglich 10 Prozent der Befragten ab, in die „schmerzlose Abkürzung des Lebens" ihres in der Anstalt gut untergebrachten Kindes einzuwilligen."[91] Meltzer stellte irritiert fest: „Das

---

85 Binding, Karl/Hoche, Alfred: Die Freigabe der Vernichtung lebensunwerten Lebens. Ihr Maß und ihre Form. Leipzig (Felix Meiner) 1920, S. 55.

86 Vgl. Markwardt, Hagen: Ewald Meltzers Beiträge zu den rassenhygienischen Debatten während der Weimarer Republik und in der NS-Zeit. In: Böhm, Boris/Markwardt, Hagen/Trogisch, Jürgen (Hrsg.): Lebenszeugnisse-Leidenswege. „Nun liesse sich viel erzählen von all den Tagesereignissen …". Kommentierte Chronik des Katharinenhofes Großhennersdorf 1934–1941. Dresden (Stiftung Sächsische Gedenkstätte) 2017, S. 41.

87 Meltzer, Ewald: Das Problem der Abkürzung „lebensunwerten" Lebens. Halle a. S. (Marhold) 1925, S. 80.

88 Vgl. Meltzer, Ewald: Das Problem. a. a. O., S. 85–101. Hier sind die einzelnen Fragen mit den Antworten und deren Interpretation durch Meltzer aufgeführt.

89 Vgl. Markwardt, Hagen: Ewald Meltzers Beiträge. a. a. O., S. 43.

90 Vgl. Aly, Götz: Die Belasteten. "Euthanasie" 1939–1945; eine Gesellschaftsgeschichte. Frankfurt, M. (Fischer) 2013, S. 29.

91 Ebd.

hatte ich nicht erwartet. Das Umgekehrte wäre mir wahrscheinlicher gewesen."[92] In seinem Werk „Das Problem der Abkürzung lebensunwerten Lebens" kommentierte er detailliert die Antworten sowie die dazugehörigen Begründungen und Entschuldigungen der Eltern, wodurch seine Persönlichkeit und seine Einstellungen verdeutlicht werden. Diese aufzuführen, würde in dieser Arbeit zu weit führen. Aly hebt beispielhaft einen Kommentar Meltzers zu den Gründen der Nein-Sager hervor: „Der Arzt mag es tun, wenn er seiner Sache sicher ist, und mag uns dann benachrichtigen, dass das Kind an der oder jener Krankheit gestorben ist; wir aber wollen unsere Hände in Unschuld waschen."[93] Diese Form der Benachrichtigung an die Eltern über den Tod ihrer Kinder wählten später die Verantwortlichen der zentralen NS-Krankenmorde.[94] Meltzers Fazit aus der Umfrage lautete:

> „Mir persönlich hat diese Statistik aber doch die Überzeugung gebracht, daß [sic!] man die Stimmen nicht zählen darf, sondern wiegen muß [sic!]. Das Gewicht der 43 Neinsagerstimmen war für mich größer als das der 119 Jasager. Es hat mich damals bestimmt, dem Problem näher nachzusinnen und alles Für und Wider, was dazu gesagt worden ist, zu sammeln. Meine Schlußfolgerung [sic!] aus diesem zweiten Teile ist: Die Abkürzung lebensunwerten Lebens, soweit es sich um Idioten oder gar um Geisteskranke handelt, ist aus ethischen und praktischen Gründen abzulehnen."[95]

„Offen blieb, wer nach welchen Kriterien wiegen sollte."[96] Meltzer widerlegte die Thesen von Binding und Hoche und verwies auf deren Egoismus und wirtschaftlichen Interessen. Auch ließ er sich von den Aussagen der Eltern in der Umfrage nicht beirren und versuchte, diese als nicht repräsentativ und suggestiv zu entkräften.[97] Kurz vor seinem Tod am 30. Januar 1940 prophezeite er:

---

92 Meltzer, Ewald: Das Problem. a. a. O., S. 88.

93 Aly, Götz: Die Belasteten. a. a. O., S. 30.

94 Vgl. Markwardt, Hagen: Ewald Meltzers Beiträge. a. a. O., S. 43.

95 Meltzer, Ewald: Das Problem. a. a. O., S. 101.

96 Markwardt, Hagen: Ewald Meltzers Beiträge. a. a. O., S. 44.

97 Vgl. Markwardt, Hagen: Ewald Meltzers Beiträge. a. a. O., S. 45.

„30 Jahre kämpfe ich nun gegen das Gesetz – Vernichtung unwerten Lebens – wenn aber unser Volk in Not geraten wird, wird man es ohne Gesetz tun.“[98] „Später legitimierten die Organisatoren der Euthanasie ihr Morden immer wieder mit Meltzers Umfrage.“[99] Meltzers eindeutig positive Einstellung zur Zwangssterilisation und seine spätere vorwiegende Anpassung an die nationalsozialistischen Bedingungen [100] lassen den Theologen Dr. Thomas Hörnig zusammenfassen:

> „Meltzer bleibt für mich uneindeutig, bleibt ambivalent. Ein Grenzgänger. Worte und Taten-bei aller Liebe und Fürsorge-konnten auch zutiefst befremdlich sein, sein signalisiertes Verständnis für Sozialdarwinismus, Rassenhygiene und Eugenik war interpretationsoffen, seine apologetisch verbrämte Rhetorik wurde entsprechend unterschiedlich wahrgenommen und konnte als schiefe Bahn von Zwangssterilisation zu „Euthanasie“ missverstanden werden.“[101]

Ulrich Werner Rink, ehemaliger Angestellter mit körperlicher Behinderung im Katharinenhof, beschrieb das Wirken Meltzers auf diese Weise:

> „Ich habe nie erlebt, dass ein blödes Kind geschlagen wurde. Die praktische Ausbildung war so umfassend, dass jeder, der einmal im Katharinenhof gearbeitet hatte, [...] überall eine Arbeit schnell fand und gern genommen wurde. [...] Mit der Arbeitsmoral im Katharinenhof und der Einstellung des Personals zum geistig Behinderten muss man auch die Stellung der Behinderten außerhalb des Anstaltsbereiches im dörflichen Territorium sehen. Es war völlig undenkbar, dass ein Dorfbewohner über einen Anstaltsinsassen gelacht, ihn verhöhnt oder ihm geschadet hätte. Auch die Kinder und Jugendlichen taten das nicht. Das Bestreben

---

98 Meltzer, Ewald: zitiert von Diakonisse Hilma Zerche in ihrem Erinnerungsbericht 1934–1950. 1977, S. 3. Archiv Gedenkstätte Großschweidnitz. Vorlass Jürgen Trogisch.

99 Aly, Götz: Die Belasteten. a. a. O., S. 31.

100 Meltzer trat nie der NSDAP bei.

101 Hörnig, Thomas: „Worte und Taten [...]“. a. a. O., S. 41.

der Stifterin, das Gemeinwohl zu fördern, hat Dr. Meltzer erfüllt. Hier sehe ich seine eigentliche Bedeutung."[102]

Heute erinnert ein Wohngebäude für Menschen mit geistiger Behinderung im Katharinenhof Großhennersdorf (ehemaliges Koloniegut) an Ewald Meltzer, das Ewald-Meltzer-Heim.

4.1.3 Veränderungen im Katharinenhof ab 1933

Aus Besorgnis, die Anstalt könnte aus Kostengründen durch den nationalsozialistischen Staat geschlossen werden, unterbereitete Dr. Meltzer im Juli 1933 in einem Schreiben an das Ministerium des Innern den Vorschlag, den Katharinenhof in die Verwaltung der IM zu übergeben. Er begründete sein Anliegen mit der Ansicht, dass die hier verpflegten bildungsunfähigen Kinder nur lästige Kostenträger für den Staat wären. Auch hob er die Erfahrung der Schwestern der IM in der „Schwachsinnigenpflege" hervor, welche eine Garantie, für die weiterhin auf humanste Weise auszuführende Pflege darstellte.[103] „Damit würden für den Staat Kräfte, auch finanzieller Art, frei die gut anderweit zum eugenischen Aufbau des Volkes verwendet werden können." [104]

> „Im letzten Jahr kostete die hiesige Anstalt also dem sächsischen Volke immer noch 192 602 RM. Diese Summe, die für unproduktives Menschenmaterial aufgebracht wird, ist doch noch bedenklich hoch. Es muss also das Bestreben des völkischen Staates sein, sie weiter herabzudrücken. Das wird aber gelingen, wenn die I.M. die Anstalt übernimmt. Denn sie kann statt der beamteten Schwestern Diakonissen einstellen [...], billigere Kräfte.[105]

---

102 Rink, Ulrich Werner: Aus dem Leben eines Behinderten im Katharinenhof. 1985. Archiv Gedenkstätte Großschweidnitz. Vorlass Jürgen Trogisch. Rink war Mitglied in der NSDAP. BArch R 9361-IX Kartei/35030570.

103 Vgl. Schreiben von Ewald Meltzer der Landesanstalt Großhennersdorf an das Ministerium des Innern Dresden, 18.07.1933. SächsHStAD 16999/1.

104 Ebd.

105 Schreiben von Ewald Meltzer an das MdI. am 27.10.1933. SächsHStAD 16999/1.

„Erschreckend war das Vokabular, mit dem Meltzer über die Kinder schrieb."[106] Vermutlich benutzte Meltzer die nationalsozialistische Ausdrucksweise, um überzeugend den Nutzen der Übernahme des Katharinenhofs durch die IM für den Staat darzulegen. Nach einjähriger Verhandlung wurde am 01.07.1934 die Landesanstalt Katharinenhof in Großhennersdorf an die IM übergeben mit dem Ziel, die Pflegesätze zu senken und somit den NS-Staat finanziell zu entlasten.[107] Der Landesverein der IM passte sich der ökonomisch menschenverachtenden Ideologie des NS weitgehend an. Oberkirchenrat Wendelin[108] betonte aber ausdrücklich in seinem Grußwort zur Übergabe des Katharinenhofs:[109] „Wir gebrauchen nicht gern den für diese Kranken so oft gebrauchten Namen „minderwertiges Leben"; Wir haben – Gott sei Dank – gelernt, dass es zwar sehr verschiedenartige Menschen, aber im Volksganzen keine verschiedenwertige Menschen gibt."[110] Unterdessen trat am 01. Januar 1934 das am 14. Juli 1933 verfasste „Gesetz zur Verhütung erbkranken Nachwuchses" in Kraft. Der ausführliche Gesetzestext mit Kommentaren zur Umsetzung wurde von Arthur Gütt, Ernst Rüdin und Falk Ruttke[111] veröffentlicht.[112] Die Zwangssterilisation wurde legitimiert und die Euthanasie von da an propagandistisch vorbereitet.[113] Alle Bewohner des Katharinenhofs waren von dem Gesetz betroffen:

106 Westfeld, Bettina: Innere Mission und Diakonie. a. a. O., S. 111.

107 Vgl. Zeitungsartikel: Übergabe der Landesanstalt Katharinenhof in Großhennersdorf in die Verwaltung der Inneren Mission am 28. August 1934. Archiv Katharinenhof.

108 Wendelin war seit 1. März 1931 Mitglied der NSDAP BArch R 9361-IX Kartei/47880270.

109 Westfeld, Bettina: Innere Mission und Diakonie. a. a. O., S. 112.

110 SächsHStAD 16999/1. Grußwort Oberkirchenrat Wendelin am 1.Juli 1934 zur Übergabe des Katharinenhofes an den Landesverein der IM, Zeitschrift der evangelischen Kranken- und Pflegeanstalten, August 1934, Nr. 8, Bl.162. zit. n. Westfeld, Bettina: Innere Mission und Diakonie. a. a. O., S. 112.

111 Arthur Gütt: Ministerialdirektor im Reichsministerium des Innern, Ernst Rüdin: Professor für Psychiatrie, Falk Ruttke: Geschäftsführer des Reichsausschusses für Volksgesundheitsdienst beim Reichs-MdI.

112 Vgl. Gütt, Arthur/Rüdin, Ernst,/Ruttke, Falk: Zur Verhütung erbkranken Nachwuchses. Gesetz und Erläuterungen. München (J. F. Lehmanns) 1934, S. 13.

113 Vgl. Krell, Detlef: Kindermaterial. „...brauch die Gegenwart doch rüstige Menschen?" In: Umweltbibliothek Großhennersdorf e. V.: Kindermaterial. Der Katharinenhof im sächsischen Großhennersdorf während der Zeit des Nationalsozialismus. Görlitz (Neisse) 2005, S. 42.

> „Wer erbkrank ist, kann durch chirurgischen Eingriff unfruchtbar gemacht (sterilisiert) werden, wenn nach den Erfahrungen der ärztlichen Wissenschaft mit großer Wahrscheinlichkeit zu erwarten ist, daß [sic!] seine Nachkommen an schweren körperlichen oder geistigen Erbschäden leiden werden. Erbkrank in diesem Sinne ist, wer an einer der folgenden Krankheiten leidet: 1. angeborener Schwachsinn, 2. Schizophrenie, 3. zirkulären (manisch-depressiven) Irresein, 4. erblicher Fallsucht, 5. erblichen Veitstanz (Huntingtonsche Chorea), 6. erblicher Blindheit, 7. erblicher Taubheit, 8. schwerer erblicher körperlicher Mißbildung [sic!] [...] leidet."[114]

Meltzer begrüßte das Sterilisierungsgesetz.[115] Der CA der IM verweigerte die Zwangssterilisation in evangelischen Einrichtungen der IM.[116] Die Patient:innen mussten für die Durchführung der Operation in staatliche Krankenhäuser verlegt werden. Mit Beantragung und ausdrücklicher Zustimmung des CA wurden aber in zahlreichen anderen evangelischen Einrichtungen und Mutterhäusern des Kaiserswerther Verbandes Sterilisationen vorgenommen.[117]

4.2 Handlungsspielräume der Diakonissen unter den Bedingungen des NS

In diesem Kapitel werden anhand von Originaldokumenten chronologisch Auszüge der Ereignisse und Erlebnisse der Diakonissen im Katharinenhof sowie in anderen Pflegeanstalten nach der Beschlagnahme des Katharinenhofs aufgezeigt. Dafür wurden die Chronik der Diakonisse Gertrud Oberlein, Niederschriften und Erinnerungsberichte einiger Diakonissen, Dokumente aus

114 Gütt, Arthur et al.: Zur Verhütung erbkranken Nachwuchses. a. a. O., S. 81.

115 Vgl. Die Bedeutung der Übernahme der Anstalt Großhennersdorf durch die Innere Mission. veröffentlicht in: „Gesundheitsfürsorge", 5. Jahrgang, Heft 8/1934, S. 163ff. zit. n. Krell, Detlef: Kindermaterial. 2005, a. a. O., S. 44.

116 Vgl. Röper, Ursula/Jüllig, Carola (Hrsg.): Die Macht der Nächstenliebe. Einhundertfünfzig Jahre Innere Mission und Diakonie 1848–1998. Stuttgart (Kohlhammer) 1998, S. 238.

117 Vgl. Lauterer, Heide-Marie: Liebestätigkeit. a. a. O., S. 117.

den Archiven und Eintragungen aus den Patient:innen-Akten verwendet. Die Handlungsspielräume der Diakonissen werden herausgearbeitet.

4.2.1 Zwischen Nächstenliebe, Zwangssterilisation und Euthanasievorbereitung bis 1939

Am 20. Juni 1934 trafen die ersten fünf Borsdorfer Diakonissen im Katharinenhof ein. Für die Schwestern war die Pflege und Betreuung bildungsunfähiger schwachsinniger Kinder ein neues Aufgabengebiet:[118]

> „[…] was jede Schwester bewegte. Es war uns allen etwas ganz Großes, dass Gott uns an diese Arbeit stellen will und wir Ihm dienen dürfen an diesen Kindern, die Er auch lieb hat und wohl ganz besonders. So stieg im Herzen die Bitte auf: „Herr, lehre mich hier recht dienen und arbeiten!"

„Wir Borsdorfer Schwestern dankten es den Arnsdorfer Schwestern sehr, dass sie uns in etwa einer Woche des gemeinsamen Arbeitens so viel, als es uns in der kurzen Zeit möglich war, in die uns neuen Verhältnisse einführten und freundlich manchen guten Rat gaben."[119] Im Zeitraum bis August 1934 wurden weitere vier Schwestern aus Borsdorf in den Katharinenhof entsandt. Schwester Gertrud Oberleins erstes Resümee:

> „Jetzt, nach etwa acht Wochen, ist`s uns, als wären wir schon eine lange Zeit bei diesen Kindern, und zwischen den Schwestern herrscht ein edler Wettstreit, den [sic!] jede behauptet, die Bravsten, Hübschesten und Klügsten auf Ihrer Abteilung zu haben! So ließe sich noch Vieles erzählen, auch von den Kindern, die weniger reden können, aber sich durch Laute und durch ihre Bewegungen verständlich zu machen versuchen. Und die meiste Liebe gehört wohl den Elendesten, die sich am wenigsten selbst hel-

118 Oberlein, Gertrud: Chronik. a. a. O., S. 4.

119 Oberlein, Gertrud: Chronik. a. a. O., S. 5. Alle staatlichen Schwestern, Bürokräfte und technisches Personal wurden in andere staatliche Einrichtungen versetzt.

fen können und oft die ganze Zeit zu Bett liegen müssen. Da könnte jede Abteilung ihre eigene Geschichte voll Freud und Leid erzählen."[120]

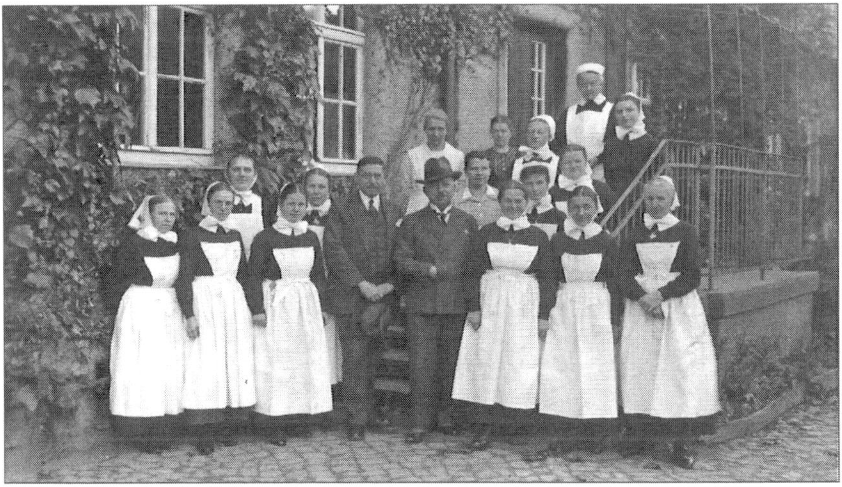

Abb. 2: 1. v. l. Frieda Zschau, 3. v. l. Hilma Zerche, 3. v. r. Anna Hirschemann (Oberin), 2. v. r. Hildegard Schmerbitz, 1. v. r. Hilde Tröger, hinter Hildegard Schmerbitz steht Gertrud Oberlein. Hinter Anna Hierschemann steht Susanne Vogel. Hinter Hilma Zerche steht Lotte Kohnert. Der Mann mit Hut ist Dr. Ewald Meltzer. Archiv Diakoniewerk Oberlausitz e. V. (Archiv Katharinenhof).[121]

Schwester Hilma Zerche berichtete:

„Wie haben sie uns in ihrer Einfalt und Dankbarkeit oft beschämt. [...] Ich hatte unter meinen 7 Kindern Littlekinder[122], die sprachen und alles

120 Oberlein, Gertrud: Chronik. a. a. O., S. 9.

121 Das Foto entstand lt. Archiv nach 1934, steht nicht im Zusammenhang der Ankunft der ersten Diakonissen. Die Namen der nicht genannten Personen auf dem Foto konnten nicht ermittelt werden.

122 Little-Syndrom ist eine obsolete Bezeichnung für im Kindesalter auftretende Paresen infolge eines frühkindlichen Hirnschadens. Vgl. Pschyrembel, Willibald: Klinisches Wörterbuch. Berlin (Walter de Gryter) 1997, S. 937.

> verstanden. [...] sagte meine Ursel, ein 8 jähriges Mädchen, das alles verstand, aber nicht laufen konnte.: „Tante Hilma, ich möchte so gern laufen lernen." Ich sagte ihr: „Ursel wir können ja den Heiland bitten, und wenn es sein Wille ist, kann er es dir schenken." So beteten wir wochenlang darum. Eines Abends sagte sie: „Nicht war, wenn man den Heiland bittet, schenkt er einem?" Ich sagte:" Ja, wenn es sein Wille ist." Da sagte dieses Kind: „Und wenn er es auch nicht gleich schenkt, so sagt er uns doch immer ein Ja im Herzen. Das hat mich tief beschämt."[123]

Diese Aussagen zeigen, wie liebe- und verständnisvoll und nach „Gottes Wille", die Diakonissen die Kinder betreut und gepflegt haben.

> „Ab und zu müssen wir auch mitunter ein`s unserer Kinder fort geben in andere Anstalten, sei es nun, das [sic!] sie für hier zu groß oder zu unruhig werden oder in Siechenhäusern besonderer Pflege bedürfen. Einige wurden auch von den Eltern nach Hause geholt." [124]

Zu diesem Zitat lassen sich Nachweise im Jahresbericht für 1934 von Dr. Meltzer an das MdI finden, welche die Gründe der Verlegungen bestätigen. Weiterhin gibt dieser Bericht Auskunft über die Anzahl der Bewohner des Katharinenhofs und des Koloniegutes, den Personalbestand und die Anzahl der Sterilisierungen in diesem Zeitraum[125]. Bis 30.06.1934 wurden 30 Männer aus dem Koloniegut sterilisiert. Bis Ende 1939 erfolgten insgesamt 64 Sterilisationen an Männern des Koloniegutes und Kindern des Katharinenhofs.[126] In seinem Fünfjahresbericht an das MdI betonte Meltzer seine Freude darüber, dass

123 Zerche, Hilma: Erinnerungsbericht 1934–1950 von 1977, S. 2. Archiv Gedenkstätte Großschweidnitz. Vorlass Jürgen Trogisch.

124 Oberlein, Gertrud: Chronik. a. a. O., S. 15.

125 Vgl. Auszug aus: Direktorialer Jahresbericht der Landesanstalt Großhennersdorf auf die Zeit vom 01.01.–30.06.1934 an das Ministerium des Innern Abteilung II Dresden von Ewald Meltzer 14.11.1935, S. 5. Archiv Diakoniewerk Oberlausitz e. V. (Archiv Katharinenhof).

126 Vgl. Meltzer, Ewald: Fünfjahresbericht über die Anstalt der Inneren Mission „Katharinenhof" Großhennersdorf (Sa.). In: Psychiatrisch-Neurologische Wochenschrift, Zentralblatt für den gesamten Anstalten und Klinikenbetrieb 41 (31/32): [1–6], 1939, S. 2. SächsHStAD Bestand 16991/1.

die Diakonissen die verantwortungsvolle Pflege der Bewohner übernommen haben und es somit keine Schwierigkeiten mehr mit Schwestern gab, welche „noch tiefer in das nationalsozialistische Gedankengut eingedrungen waren".[127] Diese Aussage verdeutlicht, dass Dr. Meltzer besonders darauf bedacht war, dass die Bewohner:innen des Katharinenhofs liebevoll, würdevoll und respektvoll gepflegt wurden und dass die menschenverachtende Ideologie des NS in dieser Pflegeanstalt keinen Raum fand.

Schwester Gertrud Oberlein schrieb 1935 „Von unseren großen Mädchen waren zehn zur Sterilisierung im Bezirkskrankenhaus Ebersbach. Eine von ihnen, Hilde [sic!] Matthes, ist dort verstorben, die anderen [sic!] sind wieder gesund und fröhlich auf den Abteilungen."[128] Im Jahr 1937 erwähnte sie Hilde Matthes noch einmal. „Ab und zu kommt ein größerer Knabe oder ein Mädchen ins Ebersbacher Bezirkskrankenhaus zur Sterilisation. Hilde [sic!] Matthes v. A 5 ist dort verstorben, war besonders unruhig."[129] Es ist zu vermuten, dass Gertrud Oberlein sich in der vergangen Zeit Gedanken über den Tod von Hilda Matthes machte und sich fragte, warum oder woran sie verstorben war. Die Aussage „[…] war besonders unruhig." lässt darauf schließen, dass sie Zweifel an einem rechtmäßigen Verlauf der Operation oder an der ethischen Vertretbarkeit der Zwangssterilisation hatte, die zum Tod des Mädchens führte. Aus dem Aufnahmebuch des Katharinenhofs geht hervor, dass Hilda Matthes am 10.4.1935 zur Sterilisation ins Krankenhaus Ebersbach gebracht wurde und dort am 28.05.1935 an einer Bauchfellentzündung verstarb.[130] Somit wurde sie ein Opfer der Zwangssterilisationen im Dritten Reich.

> „Im Februar versammelten sich die Schwestern, Wärterinnen und Kolonisten im Festsaal, um an einem Abend sich den durch Herrn Pfarrer Flechsig gezeigten IM-Film „Helfende Hände"[131] anzusehen, er führte uns mancherlei Arbeit christlicher Liebe in unserem Sachsenland vor

127 Vgl. Meltzer, Ewald: Fünfjahresbericht. a.a.O, S. 2. SächsHStAD Bestand 16991/1.

128 Oberlein, Gertrud: Chronik. a. a. O., S. 22.

129 Oberlein, Gertrud: Chronik. a. a. O., S. 45.

130 Vgl. Pfleglingsverzeichnis Mädchen 1928–1967". Archiv Katharinenhof.

131 N. N.: Helfende Hände. Deutschland 1940. Kurz-Dokumentarfilm. Verfügbar unter: www.filmportal.de/film/helfende-haende_c65ff7e16ccb4fdbab0fffb82fa62a5c [15.03.2024] o. J.

> die Augen und sprach wohl auch zu den Herzen. Andere Bilder zeigte uns der Tonfilm „Schwarzwaldmädel"[132], der von der Partei aus im Kretscham lief und auch uns und den verständigeren Kindern Freude bereiten sollte."[133] „Herr Obermedizinalrat begann im November wieder mit Unterrichtsstunden, für die Schwestern in Anatomie und für die Wärterinnen nach den von ihnen aufgestellten Leitfaden der Schwachsinnigen – und Blödenpflege. „Zwei liebe Kinder, Ruth Weise und Annemarie Höpfner wurden nach kurzem Kranksein durch einen raschen Tod von ihrem Leiden erlöst. Bei Beiden konnten wir Schwestern einer Sektion beiwohnen."[134]

Die Diakonissen wurden weiterhin von Dr. Meltzer unterrichtet, aber auch durch Propagandainstrumente, wie Heimatfilme, in der nationalsozialistischen Ideologie geschult.[135] Die Diakoniegemeinschaft unterstützte die nationalsozialistische Propaganda durch Bildungsvorträge z. B. in Erb- und Rassenkunde sowie Volksgesundheitspflege.[136]

> „Unsere Kinderzahl ging in den Monaten April/Mai vom 228 auf 210 zurück. Zuführungen sind ganz selten. Unser liebes, kleines Wernerchen Stoll v. A1 wurde von seinen Schmerzen erlöst und heimgeholt, ebenso starb Helga Scherzer von A6 nach längerem Kranksein. Einige Kinder wurden in andere Anstalten verlegt. So kam unser „berühmter Boxer" (Neuberger) von A3 und der „Schießer" (Kiesewalter) nach Chemnitz – Altendorf, auch nach Arnsdorf und Hubertusburg fanden Überfüh-

---

132 Vgl. N. N.: Schwarzwaldmädel. Deutschland 1933 Spielfilm. Verfügbar unter: www.filmportal.de/film/schwarzwaldmaedel_48ea2ba7bde44a12b1752524b3f53703 [15.03.2024] o. J.

133 Oberlein, Gertrud: Chronik. a. a. O., S. 19.

134 Oberlein, Gertrud: Chronik. a. a. O., S. 29.

135 Vgl. N. N.: Hinweis zur Dokumentation der Filme der NS-Zeit bei Filmportale.de. Verfügbar unter: www.filmportal.de/thema/hinweis-zur-dokumentation-der-filme-der-ns-zeit-bei-filmportalde [15.03.2024], o. J.

136 Vgl. Müller, Fruzsina: Das Leipziger Diakonissenhaus, S. 65. Am 29. September 1938 trat das „Gesetz zur Ordnung der Krankenpflege" in Kraft. Aufgabenbereiche: Volksgesundheitspflege, Krankenhauspflege, Die krankenpflegerische Versorgung des Parteiapparates, Kriegskrankenpflege, Krankenpflege in den eroberten Gebieten, Beteiligung an den Programmen der Euthanasie. Die Ausbildungsinhalte wurden schon vor Inkrafttreten des Gesetzesgelehrt. Vgl. Steppe, Hilde: Krankenpflege. a. a. O., S. 94–110.

> rungen statt. Auf A1 vermisste jedes den Heinz Tümmermann, der so verständig und lieb war, seine Eltern brachten ihn nach Chemnitz – Altendorf, um ihn näher bei sich zu haben."[137] „Von Abt. 6 starb Helge Klaußnitzer nach Tagen schwerster Erregung und gleichzeitig mit ihr ein alter Kolonist und der kleine Piwitz von Abt. 3. Rudi Trautmann von A7 starb plötzlich an Gehirnentzündung, wurde seziert."[138]

Als Hauptursachen für die Sterbefälle nannte Dr. Meltzer in seinem Fünfjahresbericht, eine Grippewelle und Rückfälle früherer Enzephalitiden.[139] Da die Pflegesätze stetig herabgesetzt wurden, ist eine Todesfolge aufgrund einer Erkrankung in Verbindung mit einer körperlichen Entkräftung nicht auszuschließen.[140] Ein Versterben der Kinder durch eine gezielte Medikamentengabe konnte durch eine intensive Recherche in den Akten und in der Literatur nicht nachgewiesen werden. Dr. Meltzer lehnte die Euthanasie immer wieder vehement ab, wie er in seinem Bericht abschließend sehr ausdrücklich darlegte.[141]

Anhand der liebevollen Spitznamen, die die Diakonissen den einzelnen Kindern gaben, wird deutlich, dass sie die Kinder mit Liebe und Hingabe pflegten. Ihr Tod ging den Diakonissen sehr zu Herzen, und sie trauerten aufrichtig um sie. Beweise ihrer liebevollen Pflege liefern Auszüge aus ihren Pflegeberichten und den Briefen an die Eltern der Kinder.

Im Jahr 1937 berichtete Schw. Gertud Oberlein:

> „Schw. Hilde Lächelin [sic!][142] verließ unsere Arbeit hier u. unser Mutterhaus, um sich auf eigene Füße zu stellen." „Mitte April besprach Dr. Schadeberg mit Schw. Oberin die Möglichkeit ein Zusammenarbeiten mit Schwestern aus dem Diakonissenhaus Aue, weil uns unser Mutterhaus nicht ausreichend Kräfte zur Verfügung stellen kann."[143] „Schw. Anneliese Uhlig fuhr am 20.04. wieder ins Mutterhaus zurück, sie hatte

137 Vgl. Oberlein, Gertrud: Chronik. a. a. O., S. 20–21.
138 Vgl. Oberlein Gertrud: Chronik. a. a. O., S. 31.
139 Vgl. Meltzer, Ewald: Fünfjahresbericht. a. a. O., S. 4.
140 Vgl. Meltzer, Ewald: Fünfjahresbericht. a. a. O., S. 5.
141 Meltzer, Ewald: Fünfjahresbericht, S. 6.
142 Hildegard Lächelin war Mitglied der NSDAP. BArch R 9361-IX Kartei/24471102.
143 Oberlein, Gertrud. Chronik. a. a. O., S. 38.

> keine Freude zur Arbeit an den Kindern."[144] „In der kommenden Zeit wird die Entscheidung nötig sein über die Zugehörigkeit zur N.S.- Frauenschaft oder zum Christlichen Fauendienst, einige Schwestern gehören beiden Organisationen an."[145]

Diese Aussagen zeigen, dass die Diakonissen die Möglichkeit hatten, Entscheidungen zu treffen. Es ist zu vermuten, dass Hilde Laechelin aufgrund ihrer Mitgliedschaft in der NSDAP und ihrer nationalsozialistischen Gesinnung, welche mit dem Pflegeverständnis der Diakonissen nicht vereinbar war, aus dem Mutterhaus austrat. Die Gründe für das Verlassen von Schwester Anneliese Uhlig sind nicht eindeutig. Fraglich ist, ob sie die Pflege der behinderten Kinder überforderte oder ob die Bedingungen, einschließlich der Zwangssterilisationen, unter denen sie pflegte gegen ihre ethischen Grundsätze verstießen. Auch bei der Zugehörigkeit zu der NS-Frauenschaft oder dem Christlichen Frauendienst konnten die Diakonissen entsprechend ihrer Einstellung wählen.

Von Ende 1937 bis Mitte 1938 trafen die Diakonissen aus dem Mutterhaus in Aue zur Unterstützung im Katharinenhof ein.[146] Im Mai 1937 und Ende März 1938 erkrankten viele Kinder und zwei Schwestern an Diphtherie. Es gab immer wieder Todesfälle unter den Kindern, welche auf ihre jeweiligen Erkrankungen, wahrscheinlich in Zusammenhang mit Entkräftung, zurückzuführen sind.[147] Am 13.04.1938 wurde durch das Sächsische Innenministerium die drastische Senkung der Kostsätze für „unnütze Esser" beschlossen und damit die fettarme und fleischlose Breikost – die Sonderkost – eingeführt.[148] Schw. Marga Brückner berichtete später dazu:

---

144 Oberlein, Gertrud. Chronik. a. a. O., S. 39.

145 Oberlein, Gertrud. Chronik. a. a. O., S. 41.

146 Vgl. Oberlein, Gertrud. Chronik. a. a. O., S. 43–54.

147 Vgl. Oberlein, Gertrud. Chronik. a. a. O., S. 40–46.

148 Vgl. Erlass des sächs. Innenministeriums vom 13.04.1938. SächsHStA Dresden, 10736/16830. Zit. n. Krumpolt, Holm: Die Auswirkungen der nationalsozialistischen Gesundheitspolitik auf die Landesanstalt Großschweidnitz in den Jahren 1939–1945. In: S. 61. Schulze, Dietmar/Fiebrandt, Maria (Hrsg.): „Euthanasie" in Großschweidnitz. Regionalisierter Krankenmord in Sachsen 1940–1945. Köln (Psychiatrie) 2016, S. 61.

> „Um die Kinder in unserer Obhut behalten zu können, paßte [sic!] sich unsere Hausleitung den Verpflegungssätzen der Landesanstalten an. Das waren für die Verpflegung 35 Pfennig pro Kind. Das bedeutete, daß [sic!] die Kinder unwahrscheinlich wenig zu essen bekommen konnten: früh 2 dünne Scheiben Brot mit Margarine, und 1 Teller dünne Suppe, abends nur dieselbe Brotration ohne Suppe, und ein sehr mäßiges Mittagessen. Ich sah wie sich die Mangelernährung auswirkte: Gewichtsabnahme, Anaemie, Zahnfleischbluten. Wir, das Personal, bekamen gute und reichliche Kost. Davon gaben wir den Kindern ab, so viel wie als möglich war, um ihnen wenigstens etwas zu helfen. Ein Kind fragte einmal: „Gibt es im Himmel auch für Kinder Personalessen?“.[149]

Schw. Marga Brückner schrieb sehr eindrücklich, wie die Diakonissen die Not der Kinder erkannten und aus ihren ethischen Grundsätzen heraus alles dafür taten, den Kindern zu helfen, sie im Katharinenhof behalten und dadurch schützen zu können. Im September 1938 berichtete Schwester Gertrud Oberlein erstmals von der Angst vor einem bevorstehenden Krieg und der staatlichen Beschlagnahme des Katharinenhofs. 1939 verschärfte sich die Situation im Katharinenhof:

> „Der V. G.[150] kam auch, um zu sehen, „wie hier echte Volksgemeinschaft gepflegt wird und um den Betriebsführer zu ermahnen, jedes einzelne Wesen noch mehr in Erfassung zu bringen!“ Die beiden Schwester [sic!] Helene Stephan und Elisabeth Lorenz sind als Pg.[151] sehr schwierig. Es gibt manche Nöte auszufechten. Herr Rektor Böhme, Aue besuchte uns mehrere Tage und hielt den Schwestern Bibelstunden und im Speisesaal

149 Brückner, Marga: Erinnerungsbericht: Das Jahr 1940 im Katharinenhof. Archiv Gedenkstätte Großschweidnitz. Vorlass Jürgen Trogisch. 1984.

150 V. G. stand zu der Zeit des NS für Volksgenosse. Sauer, K. G.: Abkürzungen der NS-Zeit. Aus dem Buch Ämter, Abkürzungen, Aktionen des NS-Staates. Boberach, Heinz/Thommes, Rolf/Weiß, Hermann. Online-Handbuch. Verfügbar unter: https://doi.org/10.1515/9783110951677.247 [18.03.2024] 1997.

151 Pg bedeutet Parteigenossin, Mitglieder der NSDAP. Helene Stephan NSDAP. BArch R 9361-IX Kartei/42980501. Elisabeth Lorenz BArch R 9361-IX Kartei/26420460.

> Andachten über Röm.12 unter dem Leitwort: Wir dienen!“[152] „An Schw. Elisabeth Lorenz ist zum 1. April die Kündigung ausgesprochen worden, wahrscheinlich lässt sie sich im Kreis Löbau anstellen. Auch Schw. Helene hat für den 1.04. gekündigt.“[153]

Seit 1934 forderte das Sächsische Erbgesundheitsamt Meldungen über die Erkrankungen der Kinder an, um das „erbbiologische Interesse“ für den Staat zu erfassen. „Auf die Verwirklichung der Pläne des Reichsinnenministeriums, über die wir gar nichts näheres [sic!] wissen, können wir jetzt nicht warten.“[154] Dr. Meltzer war zögernd in der Versendung der Meldekarten und hob ausführlich die positiven Eigenschaften und Möglichkeiten zur Arbeitsleistung der Kinder hervor. Woraufhin er gebeten wurde, sich doch kurz zu fassen.

Die Schwierigkeiten mit den Schw. Helene Stephan und Elisabeth Lorenz werden in der Chronik nicht näher erläutert. Es ist davon auszugehen, dass sie durch ihre Angehörigkeit in der NSDAP Einstellungen zu der Pflege der Kinder hatten, die nicht im Sinne der ärztlichen Leitung und der anderen Diakonissen im Katharinenhof waren. Aus den Pflegeberichten und Schreiben an die Eltern der Kinder gehen allerdings keine Hinweise dafür hervor, diese wurden zumindest von Schw. Elisabeth Lorenz liebevoll verfasst. Von Schw. Helene Stephan wurden keine Berichte oder Briefe gefunden.

Rektor Böhme ermahnte die Diakonissen in seinen Andachten u. a. zu Römer 12, die Notwendigkeit der Veränderungen zu sehen. Er wollte sie in der unruhigen Zeit, voller Sorge und Angst, in ihrem Glauben stärken. „Seid fröhlich als Menschen der Hoffnung, bleibt standhaft in aller Bedrängnis, lasst nicht nach im Gebet.“[155]

Am 01. Mai 1939 übernahm Dr. Karl Daniel (1909–1983)[156] die ärztliche Leitung im Katharinenhof, nachdem Dr. Meltzer in den Ruhestand gegangen war. Dr. Daniel gelang es, in Zusammenarbeit mit Verantwortlichen der

152 Oberlein, Gertrud: Chronik. a. a. O., S. 51.

153 Oberlein, Gertrud: Chronik. a. a. O., S. 52.

154 Sächsisches Erbgesundheitsamt Tgb.-Nr. 581. Archiv Katharinenhof.

155 Deutsche Bibelgesellschaft: Gute Nachricht Bibel. Das Neue Testament, Römerbrief Kapitel 12, Vers 3–21. Stuttgart (Deutsche Bibelgesellschaft) 2000, S. 209.

156 Dr. Karl Daniel trat 1937 der NSDAP bei. BArch R9361-IX Kartei/5771421.

IM, 45 Bewohner durch Entlassungen ins Elternhaus oder in andere kirchliche Einrichtungen vor dem Abtransport 1940 und damit vorläufig vor dem Tod durch die Maßnahmen der Euthanasie zu retten.[157] Seit Februar 1939 wurde in der Reichskanzlei die systematische Planung der Ermordung von kranken und behinderten Menschen vorbereitet. Als Tarnung für die Kindereuthanasie musste ein möglichst wissenschaftlich klingender Name gefunden werden. Die Tötungsbehörde lief unter der Bezeichnung „Reichsausschuß [sic!] zur wissenschaftlichen Erfassung von erb- und anlagebedingten schweren Leiden".[158] Durch einen Präzedenzfall, bei dem Eltern eines geistig und körperlich behinderten Kindes Adolf Hitler um den Gnadentod für ihr Kind gebeten hatten, ermächtigte Hitler den Leiter der Kanzlei des Führers, Philipp Bouhler, und seinen Begleitarzt, Dr. Karl Brandt, mündlich, in ähnlichen Fällen der Tötung zuzustimmen.[159] „Am 18. August 1939 – kurz vor Kriegsbeginn – ergeht ein streng vertraulicher Runderlaß [sic!] des Reichsministers des Innern [...], der den Kreis der betroffenen Kinder festlegt, aber auch die Art und Weise, wie die Opfer erfaßt [sic!] werden:"[160] Zu den angeborenen Leiden zählten: Idiotie sowie Mongolismus, Mikrocephalie, Hydrocephalus, Missbildungen jeder Art und Lähmungen, einschließlich Littlescher Erkrankung.[161] Durch die Tötungen der behinderten Kinder und wenig später der Erwachsenen konnte in den Heimen notwendiger Lazarettraum geschaffen und das freiwerdende Personal für die Versorgung Verwundeter eingesetzt werden. Eine gesetzliche Regelung lehnte Hitler aus außenpolitischen Gründen ab, versprach den Beteiligten aber Schutz vor einer Strafverfolgung.[162]In einem geheimen formlosen Schreiben im Oktober 1939 ermächtigte Hitler: „Reichsleiter Bouler und Dr. med. Brandt sind unter Verantwortung beauftragt, die Befugnisse namentlich bestimmter Ärzte so zu erweitern, dass nach menschlichem Ermessen unheilbar Kranken bei kritischer Beurteilung ihres Gesundheitszustandes der Gnadentod gewährt wer-

157 Vgl. Trogisch, Jürgen: Einführung. a. a. O, S. 40.

158 Vgl. Klee, Ernst: Euthanasie im NS-Staat. Die „Vernichtung lebensunwerten Lebens. Frankfurt am Main (Fischer) 1991, S. 79–80.

159 Vgl. Schilter, Thomas: Unmenschliches Ermessen. a. a. O., S. 27.

160 Klee, Ernst: Euthanasie im NS-Staat. a. a. O., S. 80.

161 Vgl. ebd.

162 Vgl. Klee, Ernst: Euthanasie im NS-Staat. a. a. O., S. 83.

den kann."[163] Dieses Schreiben wurde auf den 1.September 1939, den Beginn des 2. Weltkrieges zurück datiert.[164] Zur Erfassung aller Anstaltsbewohner:innen wurden ab Oktober 1939 Meldebögen unter dem Titel „planwirtschaftliche Maßnahmen" im gesamten deutschen Reich verschickt.[165] Meldepflichtig waren Personen die arbeitsunfähig waren und an folgenden Krankheiten litten: Schizophrenie, Epilepsie, senile Erkrankungen, Therapie refraktäre Paralysen, Lues-Erkrankungen, Schwachsinn jeder Ursache, Encephalitis, Huntington und andere neurologische Endzustände. Weiterhin zu melden waren Personen, die sich seit mindestens fünf Jahren dauernd in Anstalten befanden, kriminelle Geisteskranke und Personen, die nicht die deutsche Staatsbürgerschaft besaßen, oder die nicht deutschen oder artverwandten Blutes sind unter Angabe von Rasse und Staatsangehörigkeit.[166] In der linken unteren Ecke des Meldebogens war ein Rechteck mit dem Vermerk, dieses freizulassen. Dort trugen die Gutachter, welche die Personen persönlich nie gesehen und begutachtet hatten, entweder ein rotes oder ein blaues Kreuz oder Plus ein. Rot bedeutete die Tötung und blau die vorläufige Zurückstellung, alle sechs Wochen musste erneut gemeldet werden.[167] Schw. Gertrud Oberlein berichtete:

> „Am 1.09. erlebten wir am Radio die Reichstagssitzung mit der großen Führerrede mit. Es ist Krieg mit Polen. Wir sitzen hier so friedlich, und an den Grenzen fließt Blut." „Danzig ist frei! Das Radio ist immer belagert. Jeden Abend muss verdunkelt werden. Herr Silbermann hält „Instruktionsstunden" über Feuerschutz u. a. Schlagartig setzt die Rationierung der Lebensmittel ein, allerlei Sparmaßnahmen mussten auch im Katharinenhof sofort getroffen werden." „Der Krieg mit Frankreich begonnen! Welch' großes Weltgeschehen!"[168]

---

163 Vgl. Loewy, Hanno/Winter, Bettina (Hrsg.): "NS-Euthanasie vor Gericht". Frankfurt am Main, New York (Campus) 1996, S. 182. zit. n. Krell, Detlef: Kindermaterial, S. 50.

164 Vgl. Krell, Detlef: Kindermaterial. a. a. O., S. 50.

165 Vgl. Westfeld, Bettina: Innere Mission. a. a. O., S. 131.

166 Vgl. Krell, Detlef: Kindermaterial. a. a. O., S. 49.

167 Vgl. Krell, Detlef: Kindermaterial. a. a. O., S. 49. Anhang 1.

168 Oberlein, Gertrud: Chronik. a. a. O., S. 56.

> „Die Silvesterglocken läuteten das Jahr 1940 ein, an dessen Ende unser lieber Katharinenhof ein ganz anderes Gesicht zeigte!“[169]

4.2.2 Entlassung, Verlegung und Abtransport der Kinder des Katharinenhofs – 1940

Am Anfang des Jahres erkrankten viele Kinder an Diphterie und Tuberkulose. Am 30. Januar 1940 verstarb Obermedizinalrat Dr. Meltzer. Das Frühjahr verlief noch in gewohnter Weise, ab Mitte des Jahres begannen die Diakonissen zu ahnen, welches Schicksal den Kindern bevorstand, die Verlegungen zum Schutz der Kinder in andere Anstalten wurden vorbereitet:

> „Herr Dr. Daniel gibt fortlaufend sehr feine Stunden, die uns in der Pflege an den Kindern helfen und vieles besser verstehen lassen. Auch in die Heilkräuterkunde führt er uns ein.“ „Am Pfingstsonnabend 1940 verstarb Inge Schröder v. Abt. 2 (der große Wasserkopf), wie gut, dass dieses Kind erlöst ist!“ „Mitte Juni fuhr Schw. Oberin mit Herrn Doktor in die Tobiasmühle bei Radeberg. Vielleicht sollen dorthin von uns Kinder verlegt werden, denn der sächsische Staat zieht die Fürsorgezöglinge aus den Anstalten der Inneren Mission heraus. Der Plan wurde einige Monate später verwirklicht, doch unter anderen Verhältnissen.“[170]

Bereits im Januar wurde in den ersten Tötungsanstalten Grafeneck und Brandenburg systematisch gemordet. Im April 1940 bezog die Euthanasie-Zentrale ihren Sitz in der Tiergartenstraße 4 in Berlin-Charlottenburg. Alle Abteilungen unterstanden dem Hauptamt II der Kanzlei des Führers, erhielten Decknamen und waren zum Schweigen verpflichtet. Die Vernichtungsaktion wurde inoffiziell als T4-Aktion bezeichnet.[171] Nach außen als Reichsarbeitsgemeinschaft Heil- und Pflegeanstalten benannt, trat das Amt mit verschiedenen Briefköpfen für die jeweiligen Adressaten passend angewendet, in den Schriftwechsel mit Kostenträgern, Friedhofsverwaltungen, Anstalten und Angehörigen. Für

169 Oberlein, Gertrud: Chronik. a. a. O., S. 58.

170 Oberlein, Gertrud: Chronik. a. a. O., S. 63–64.

171 Vgl. Krell, Detlef: Kindermaterial: a. a. O., S. 50–51.

die Verlegung der Patient:innen in die Tötungsanstalten war die Gemeinnützige Kranken-Transport-GmbH, genannt Gekrat, zuständig.[172]

Der wahre Zweck der Meldebögen war bis Anfang 1940 dem Landesverein der IM nicht bekannt. Erst nach dem Eintreffen der ersten Todesnachrichten aus anderen Anstalten verdichteten sich die Hinweise auf die gezielte Abholung und Tötung der gemeldeten Kinder. Ab Februar 1940 beschäftigte sich der CA der IM mit den Folgen des Euthanasieprogrammes. Bei einer Tagung in Berlin, bei der Oberkirchenrat Wendelin anwesend war, wurde protokolliert:[173]

> „[...], ob etwas neues bekannt geworden ist in Bezug auf die Nachricht von einigen Anstalten, dass die Entsendestelle ihnen Pfleglinge in der nächsten Zeit fortholen könnte. Pastor Engelmann berichtet dazu, dass es sich hier absolut nicht nur um „statistische Erfassungen“ handelt, sondern dass in Württemberg bereits Schwachsinnige aus einer Anstalt mit unbekanntem Ziel abgeholt worden sind. Es besteht also die Notwendigkeit, dieser Maßnahme nachzugehen, um zu verhüten, dass in größerem Umfang Pfleglinge fortgeholt werden.“[174]

Die ausgefüllten Meldebögen aus Großhennersdorf waren zu diesem Zeitpunkt bereits nach Berlin versendet worden. Der Vizepräsident des CA der IM Pastor Paul Braune verurteilte in einer der Reichskanzlei übergebenen Denkschrift die „planwirtschaftliche Verlegung von Insassen der Heil- und Pflegeanstalten“ und präsentierte darin seine detaillierten Recherchen über Erfassung und Verlegung der Patient:innen und die Tötungen durch Nahrungsentzug in der Landesanstalt Großschweidnitz. Auf der Bischofskonferenz vom 20. bis 22. August 1940 wurde die Euthanasie erneut aufs Schärfste verurteilt und beschlossen, im Reichsministerium vorstellig zu werden, um eine Einstellung der Tötungen zu erreichen.[175] Dr. Karl Daniel berichtete später:

172 Vgl. Aly, Götz: Die Belasteten: a. a. O., S. 46–47.

173 Vgl. Westfeld, Bettina: Innere Mission. a. a. O., S. 139.

174 ADW Bestand A.I. Centralausschuss, CA 2155/1 Vol. I, Präsidialbesprechungen 1938–1940, Bl.3. zit. n. Westfeld, Bettina: Innere Mission. a. a. O., S. 139.

175 Vgl. Krell, Detlef: Kindermaterial. a. a. O., S. 51.

> „Es kam zunächst deswegen zu Störungen schon im ersten Jahr meiner Tätigkeit, weil die vom Staat geplante Euthanasie [...] wie eine Bedrohung über der ganzen Arbeit lag. Es wurden intensive Kontakte mit Bethel aufgenommen, ... mit anderen Anstalten, Anstaltsleitern usw. Doch es kam lediglich über den Vorstand der Inneren Mission zu einer einigermaßen, zunächst erfolgreichen Abwehr der Maßnahmen für Großhennersdorf. ... Aber im Spätjahr 1940 erhielt ich offiziellen Besuch vom Innenministerium [...] Berlin. Es wurde mir eröffnet, daß [sic!] ich das Haus samt dem sog. Koloniegut in etwa 6–10 Wochen zu räumen hatte. Die Absicht der mich besuchenden Delegation war, mich zu bestimmen, die Euthanasie bei den Kindern durchzuführen, was ich ablehnte. Die Folge davon war, daß [sic] ich mich unter Androhung neuerlicher Inhaftierung – ich war bereits 1934 in politische Haft genommen worden – zurück ziehen mußte. [sic!] ... Es kam dann nach etwa 8 Wochen [...] zum Abtransport der Kinder und Erwachsenen.“[176]

Der Katharinenhof wurde im September 1940 für die Unterbringung von umgesiedelten Bessarabien-Deutschen beschlagnahmt.[177] Es gelang Dr. Daniel in Zusammenarbeit mit Verantwortlichen der IM vor dem Abtransport 4 Kinder nach Hause zu entlassen und 32 Kinder in die Anstalt Kleinwachau zu verlegen. Sieben arbeitsfähige Männer kamen in der Arbeitskolonie in Großhennersdorf unter, in der 53 Männer bis Kriegsende in unbeheizten Zimmern über dem Kuhstall lebten.[178] Die Eintragung „arbeitsfähig“ auf den Meldebögen bewahrte sie vor der Euthanasie.[179]

176 Krell, Detlef: Kindermaterial. a. a. O., S. 52–53. Die „...“ im Zitat wurden so vom Original übernommen und das Zitat an diesen Stellen nicht von mir gekürzt.

177 Vgl. Böhm, Boris: Das Schicksal der Kinder des Katharinenhofes in den Jahren 1940–1945. In: Böhm, Boris/Markwardt, Hagen/Trogisch, Jürgen (Hrsg.): Lebenszeugnisse-Leidenswege. „Nun liesse sich viel erzählen von all den Tagesereignissen ...“. Kommentierte Chronik des Katharinenhofes Großhennersdorf 1934–1941. Dresden (Graphische Werkstätten Zittau GmbH) 2017, S. 111.

178 Nachweis über Verlegung Beispiel im Anhang 2.

179 Vgl. Westfeld, Bettina: Innere Mission: a. a. O., S. 140.

Schw. Gertrud Oberlein berichtete über die Verlegungen:

> „Am 1. August kam aus Kleinwachau Schw. Emma Zabler, um die Arbeit an den Kindern kennen zu lernen. Wir bereiten sehr den Transport vor, das ist mit allerlei Arbeit verbunden." „Am 6. August wurden mit einem Lieferwagen Bettstellen, Möbel und Körbe mit Wäsche und Bekleidung nach Kleinwachau transportiert, am 8. brachten Schw. Marie Hartisch, Gertrud Oberlein und Frieda Zschau 12 Kinder in einem Autobus hin. Sie wurden dort sehr freundlich aufgenommen, für die dortigen Pfleglinge war`s ein großes Ereignis! Damals ahnte noch niemand davon, dass Kleinwachau bald Heimat für viele unserer Kinder werden sollte." „Am 16. August kamen von Dresden vom Ministerium des Inneren 2 Herren zur Besichtigung. – Aus dem Martinstift Sohland am Rotstein sind 50 Pfleglinge nach der Landesanstalt Großschweidnitz verlegt worden. Kommen unsere Kinder auch noch an die Reihe? Am 26. August verlangte das Gesundheitsamt Löbau eine Aufstellung aller unserer Pfleglinge." [180]

In den Aussagen zeigt sich, dass die Diakonissen nun auch über die Euthanasiemaßnahmen in Großschweidnitz informiert waren und demzufolge Angst hatten, dass ihre Pfleglinge diesen auch zum Opfer fallen werden:

> „Bereits zugesagte Zuführungen von Pfleglingen werden wieder von den Behörden zurückgezogen. Ferner kam Nachricht, dass Wilfrid Runge A 11 und Rolf Preißer A 9 nach Großschweidnitz zu verlegen sind!" Mitte September kam Nachricht, dass Oskar Grünberg verlegt werden soll. Wir machen uns große Sorgen, was werden soll. „[...] den 17. Sept. rief früh die Kreisleitung Löbau an, dass in Kürze der Katharinenhof geräumt werden müsse, um für andere Zwecke zur Verfügung zu stehen! – Wie erschraken wir! Von Großschweidnitz kam ein Eilbrief mit der Mitteilung über die Verlegung der Kinder nach dort. Herr Oberkirchenrat und Dr. Schadeberg kamen, verhandelten mit Löbau, Großschweidnitz und dem Ministerium; es wurde versucht, die littlekranken Kinder von der Verlegung nach Großschweidnitz frei zu bekommen."

180 Oberlein, Gertrud: Chronik. a. a. O., S. 65–66.

> „Herr Dr. Schadeberg blieb einige Tage im Katharinenhof und führte alle Besprechungen. Das Haus ist auf Grund des Reichsleistungs – Gesetzes von der Volksdeutschen Mittelstelle auf vorläufig 9. November gemietet zur Unterbringung von Besserabien [sic!] – Deutschen. Herr Dr. Daniel wurde vorzeitig aus seinem Urlaub zurückgerufen." „Von der Kreisleitung in Löbau kamen Herren zu Besichtigungen, ebenso meldete sich der Amtsarzt und die Kreisstelle des Roten Kreuzes von Löbau. Herr v. Welck kam am 21.09. auch in den Katharinenhof. Herr von Schadeberg, Dr. Daniel u. Schw. Oberin fuhren zur Besprechung mit dem dortigen Anstaltsleiter Dr. Scholze nach Großschweidnitz."[181]

Schw. Gertrud Oberlein beschrieb sehr genau die Ereignisse, die sich überschlugen. Es geht hervor, dass sich Dr. Daniel gemeinsam mit Pfarrer Dr. Schadeberg und der Oberin einen Eindruck über die Situation und die Pflege in Großschweidnitz verschafften. Höchstwahrscheinlich erfolgten nach diesem Besuch weitere massive Anstrengungen, die Kinder in andere Einrichtungen zu verlegen oder noch nach Hause zu entlassen. In der Patientenakte von Reiner H. konnte ein Brief von Schw. Hilma Zerche entdeckt werden, in dem sie die Mutter von Reiner bat, ihn doch recht bald zu besuchen und sich darauf einzurichten, ihn gleich mit nach Hause zu nehmen. Sehr wahrscheinlich steht dieser Brief im unmittelbaren Zusammenhang mit der Räumung des Katharinenhofs. Reiner wurde kurz vor dem Abtransport nach Hause geholt. Der Antrag auf Beurlaubung bzw. Entlassung wurde im Nachhinein gestellt. Demnach ist davon auszugehen, dass Schw. Hilma Zerche das Leben von Reiner H. retten konnte.[182] Laut seiner Akte war Reiner 1943 noch einmal in Kleinwachau und Großschweidnitz, wurde aber immer wieder nach Hause geholt. Es ist kein Nachweis gefunden worden, dass Reiner H. Opfer der Euthanasie wurde. Reiner H. zählt somit vermutlich zu den 4 Kindern, welche offiziell durch Dr. Daniel entlassen wurden. Schw. Gertrud Oberlein berichtete:

181 Oberlein, Gertrud: Chronik. a. a. O., S. 67.

182 Vgl. Briefe von Schw. Hilma Zerche an die Mutter von Reiner H.. SächsHStAD Bestand 10822 Landesanstalt/Fachkrankenhaus Großschweidnitz. Patientenakte: Reiner H. Anhang 4–6.

> „Herr und Frau Pfr. Harleß holten Marliese heim. Über die Tage bis zum 27. Sept. lässt sich nicht viel schreiben. Allen, die sie miterlebt haben, werden sie in Erinnerung bleiben! Schw. Hilma fuhr mit Bübchen, Werner, Ursel u. einigen Anderen noch vorher nach Kleinwachau, das ihnen nun Heimat sein wird. Auf den Abteilungen wurden Sachen gepackt und geordnet. Es waren schwere Tage. Auch die Kanzlei hatte sehr viel zu erledigen."
> „Wir hofften noch bis zuletzt auf ein Wunder, dass die Verlegung rückgängig gemacht wurde, aber es blieb aus." „Am 27. September 1940 wurden in den Vormittagsstunden in 2 großen Autobussen, die dreimal fuhren, unsere Kinder, außer den nach Kleinwachau verlegten, nach Großschweidnitz abgeholt. Von dort kamen Schwestern und Pflegerinnen mit."
> „Das Herz war uns sehr schwer. Manche von den Größeren und Verständigeren der Kinder guckten verwundert, einige meinten, es wird ein Ausflug unternommen und wunderten sich, dass wir Schwestern und unsere Wärterinnen nicht mit einstiegen. Bernhardt sagte tröstend: „Heute Abend bom`mer wieder!" „Wie leer war dann das Haus!"[183]

Das Wunder blieb aus! Den Diakonissen war das Herz schwer! Die Aussagen von Schw. Gertrud Oberlein zeigen ihre Hilflosigkeit gegenüber den angeordneten Maßnahmen, die sie nicht akzeptieren wollten. Sie bereiteten die Verlegung vor und begleiteten die Kinder bis zum endgültigen Abtransport, aber sie hofften auf das Wunder, dass die Verlegung nicht stattfinden würde. In ihren Bemühungen, die Kinder zu trösten und zu beruhigen wird deutlich, dass die Diakonissen versuchten, ihre Menschlichkeit in dieser unmenschlichen Situation zu bewahren. Obwohl sie die Anweisungen befolgten, verdeutlicht die Hoffnung auf ein Wunder und ihre Trauer, dass sie die grauenvollen Maßnahmen keinesfalls akzeptierten und einen inneren Kampf zwischen Widerstand und Gehorsam ausfochten. Schw. Marga Brückner beschreibt diesen erschütternden Tag auf diese Weise:

183 Oberlein, Gertrud: Chronik. a. a. O., S. 68.

> „[...] Spielzeug einpacken und sämtlichen Kindern auf den Rücken Heftpflaster mit Vor- und Zunamen aufkleben. Irgendwie war uns das allen unheimlich. Mein Trost war, daß [sic!] die Kinder Spielzeug mitnehmen durften. Ich meinte: So schlecht können sie es dann doch nicht haben. [...] frühmorgens fuhren 5 schöne neue Autobusse vor. Zuerst wurden viele bettlägerige Kinder, schwere Pflegefälle, eingeladen. Als meine Kinder einstiegen, sauber, gut gepflegt, z. T. hübsche Mädchen, hörte ich vom Begleitpersonal ein über das andere Mal: „Nein, diese hübschen Kinder“! Ich wußte [sic!] ihr Schicksal nicht, aber sie wußten [sic!] es. Die Heimleitung hatte strengstens Gebot, die Angehörigen über die Verlegung nicht in Kenntnis zu setzen. 4 Wochen später waren von allen Kindern die Todesnachrichten bei ihren Angehörigen eingetroffen. Viele Angehörige kamen dann und wollten wissen, wohin der Transport gegangen ist. Aber niemand wußte [sic!] es.“[184]

Es ist zu bezweifeln, dass Schw. Marga Brückner tatsächlich nichts von dem Schicksal der Kinder wusste, schließlich wurden seit längerer Zeit Bemühungen unternommen, die Kinder in andere Anstalten zu verlegen. Wahrscheinlich wollte sie die Tatsachen nicht sehen, um keine Verantwortung tragen zu müssen und ihr Gewissen nicht zu belasten. Die Aussagen wie „So schlecht können sie es doch dort nicht haben“ und „5 schöne neue Autobusse“ lassen darauf schließen, dass sie versuchte die unheimliche Situation zu rationalisieren. Die strengen Anweisungen der Heimleitung, die Angehörigen über die Verlegung nicht zu informieren, zeigen, dass die Wahrheit verschleiert werden sollte. Die Möglichkeit, dass einige Diakonissen die Eltern benachrichtigt hätten, mit der Bitte die Kinder nach Hause zu holen, schien der Heimleitung also naheliegend.

Keines der 69 Mädchen und 104 Jungen, die an diesem Tag vom Katharinenhof nach Großschweidnitz abtransportiert wurden, hat überlebt. Die Landesanstalt Großschweidnitz diente damals als „Zwischenanstalt“ für den Weitertransport in die Tötungsanstalt Pirna-Sonnenstein.[185] Am 1. und 2. Oktober

184 Brückner, Marga: Erinnerungsbericht: a. a. O., S. 1.

185 Vgl. Nachweis über Abtransport von Peter J. am 27.09.1940 in die Landesanstalt Großschweidnitz. Weiterverlegung in die Tötungsanstalt Pirna-Sonnenstein am 29.November 1940. BArch Berlin, R 179/11700, Krankenakte Peter J. Anhang 3.

1940 wurden 69 Kinder und am 23.Oktober 1940 38 Kinder weiterverlegt und aufgrund ihrer Diagnose „Schwachsinn“ in der Gaskammer in Pirna-Sonnenstein ermordet. Die zurückgesandten Kleiderkarten kamen allerdings zur Tarnung aus Grafeneck.[186]

- *Exkurs: Die Tötungsanstalt Pirna-Sonnenstein: Im Rahmen der T4-Aktion wurden im deutschen Reich sechs Tötungsanstalten (Grafeneck, Hadamar, Brandenburg, Bernburg, Hartheim, Pirna-Sonnenstein) eingerichtet, in denen mehr als 70.000 psychisch kranke und geistig behinderte Menschen aus den Landesanstalten systematisch ermordet wurden. Ende Juni 1940 nahm die Vernichtungsanstalt Pirna-Sonnenstein (ehemals Landes-Heil- und Pflegeanstalt) ihren Betrieb auf. Im Keller des Gebäudes wurden eine Gaskammer und ein Krematorium errichtet. In einem Raum im Erdgeschoss wurden die Pfleglinge zwei Ärzten der Anstalt vorgeführt, die eine fingierte Todesursache festlegten. In einem weiteren Raum mussten sie sich unter Aufsicht von Schwestern und Pflegern entkleiden. Unter dem Vorwand es ginge zum Duschen, wurden jeweils 20–30 Kinder, Frauen und Männer in die, im Keller als Duschraum eingerichtete, Gaskammer gebracht. Die Stahltür wurde verschlossen. Ein Anstaltsarzt öffnete den Gashahn einer Kohlenmonoxid-Flasche und beobachtete den Tötungsvorgang, der ca. 5 Minuten dauerte. Nach dem Absaugen des Gases wurden die Leichen von Heizern aus der Gaskammer gezogen und in den Krematoriums-Öfen verbrannt. Zuvor gekennzeichnete Leichen wurden seziert und vorhandene Goldzähne herausgebrochen. Die Asche der Opfer wurde auf der Anstaltsdeponie abgeschüttet oder nachts auf den Elbhang abgekippt. Das „Standesamt Sonnenstein“, versandete den Hinterbliebenen eine Sterbeurkunde mit gefälschter Todesursache, gefälschtem Sterbedatum und Sterbeort und einen standardisierten „Trostbrief“.[187] Bis zum am 24.August 1941 ernannten „Euthanasie-Stopp“ wurden in Pirna-Sonnenstein 13720*

186 Vgl. Krumpolt, Holm: Die Auswirkungen. a. a. O., S. 66.

187 Vgl. Böhm, Boris (Hrsg.): Erinnerung wi(e)der Vergessen. Gedenkbuch für die Kinder des Katharinenhofes Großhennersdorf, die auf dem Sonnenstein in Pirna und in Großschweidnitz getötet wurden. Dresden und Pirna (Kuratorium Gedenkstätte Sonnenstein e. V.) 1997, S. 13–16.

psychisch kranke und behinderte Menschen aus den Einzugsgebieten Sachsen, Thüringen, Franken, Schlesien, Sudetenland, Ostpreußen und Teilen Westpreußens vergast.[188] *Zuständige Zwischenanstalten waren die Landesanstalten Arnsdorf, Zschadraß, Waldheim und Großschweidnitz.*[189]

- *Exkurs: Zwischenanstalt und Kinderfachabteilung Großschweidnitz: Die sächsische Heil- und Pflegeanstalt Großschweidnitz diente 1940–1941 als Zwischenanstalt zahlreicher Sammeltransporte aus den umliegenden Pflegeeinrichtungen für die Vergasungsanstalt Pirna-Sonnenstein. In dieser Zeit wurden in 30 Sammeltransporten insgesamt 2445 Kinder, Frauen und Männer nach Pirna-Sonnenstein zum Töten gebracht.*[190] *Oberschwester Elsa Sachse berichtete: "Nach dem dritten oder vierten Transport wußten [sic!] wir trotz aller Verschwiegenheit des Begleitpersonals, daß [sic!] die Kranken abgeholt wurden, um irgendwie schnell ins Jenseits befördert zu werden. […] es war einfach schrecklich, aber wir konnten nichts dagegen machen."*[191] *Eine andere Zeugin sagte aus: „daneben sind seit Ende 1940 Kinder auch in der Anstalt selbst beseitigt worden. Das ging los zu Weihachten 1940 mit einer sogenannten „Kur", bei der die Kinder Trional-Tabletten bekamen. Die Betroffenen bekamen nichts zu essen, aber immer wieder Trional, meist am Tage 4 mal. Dieser Kur sind ungefähr 30 Kinder zum Opfer gefallen. In mancher Nacht waren es sechs Leichen."*[192] *„[…] hat es sich zum großen Teil um solche gehandelt, die kurz vorher aus Großhennersdorf, Katharinenhof gekommen waren, zumeist körperlich stark verunstaltete sowie schwachsinnige und idiotische Kinder."*[193] *Nach der Ein-*

---

188 Vgl. Böhm, Boris/Schilter, Thomas: Pirna-Sonnenstein. Von der Reformpsychiatrie zur Tötung psychisch Kranker und Behinderter. Die nationalsozialistische Tötungsanstalt Pirna-Sonnenstein (1949–1941) In: Stiftung Sächsische Gedenkstätten (Hrsg.): Nationalsozialistische Euthanasieverbrechen. Dresden (Michael Sandstein) 2004, S. 43–57.

189 Vgl. Schilter, Thomas: Unmenschliches Ermessen. a. a. O., S. 129.

190 Vgl. Böhm, Boris (Hrsg.): Erinnerung wi(e)der Vergessen. a. a. O., S. 21.

191 Böhm, Boris (Hrsg.): Erinnerung wi(e)der Vergessen. a. a. O., S. 21. Zitat: N. N., o. J.

192 Aussage Martha Welcher vom 13.06.1946, SächsStAD, 11120/2527, Bl. 173 f. zit. n. Fiebrandt, Maria: Der NS-Krankenmord in Großschweidnitz (1939–1945). In: Böhm, Boris (Hrsg.): Fundstücke. Eine Forschungsbilanz aus Anlass des zwanzigjährigen Bestehens der Gedenkstätte Pirna-Sonnenstein. Dresden (Leipziger Universitätsverlag) 2020, S. 187–211.

193 Böhm, Boris (Hrsg.): Erinnerung wi(e)der Vergessen. a. a. O., S. 22. Zitat: N. N., o. J.

stellung der T4 Aktion wurde in Großschweidnitz die „wilde bzw. dezentrale Euthanasie" im höchsten Ausmaß betrieben. Zwischen 1939 und 1945 starben in der Landesanstalt Großschweidnitz über 5500 Menschen an systematischer Unterernährung, mangelnder Pflege und gezielt überdosierten Medikamenten aus nahezu allen Teilen des Deutschen Reiches und den von diesem besetzten Gebieten.[194]

Von den anderen abtransportierten Kindern aus dem Katharinenhof starben 21 bis August 1943 durch Verabreichung überdosierter Medikamente in Großschweidnitz, die ersten Kinder bereits am Tag ihrer Ankunft. 45 Kinder wurden in andere Anstalten verlegt. 19 spastische gelähmte Kinder kamen nach Kleinwachau, am 23.Mai 1943 wurden sie nach Großschweidnitz zurückverlegt, wo die meisten bald und die anderen bis 1945 Opfer der Euthanasie wurden. Auch die Männer, die vor dem Abtransport am 27. September 1940 in vermeintliche Sicherheit auf das Koloniegut verlegt wurden, blieben nicht verschont.[195] „Am 10.April 1941 wurden von dort 8 Männer nach Großschweidnitz, 8 nach Pirna-Sonnenstein und 9 nach Arnsdorf verlegt. Am 18. April folgten 6 Bewohner nach Zschadraß."[196] Nur 27 Männer aus dem Koloniegut Großhennersdorf haben die Euthanasie aufgrund ihrer Arbeitsfähigkeit überlebt.[197]

4.2.3 Erfahrungen der Diakonissen mit den Bessarabien-Deutschen Umsiedlern bis Ende 1941

Nach dem Abtransport der Kinder und Jugendlichen wurden einige Diakonissen in andere Einrichtungen entsendet. Schw. Anna Naumann zog mit acht großen arbeitsfähigen Jungen auf das Koloniegut. Schw. Hilma Zerche und Schw. Marga Brückner gingen mit zwei weiteren Schwestern nach Kleinwachau, eine Schwester in das Siechenheim „Bethesda" in Radebeul, weitere Diakonissen

194 Vgl. Fiebrandt, Maria: Der NS-Krankenmord. a. a. O., S. 187. An dieser Stelle möchte ich für ausführliche Informationen auf die derzeit laufende Forschung von Sandra Andreas-Freier zur Rolle der Pflegefachpersonen in Großschweidnitz in der NS-Zeit hinweisen.

195 Vgl. Schilter, Thomas: Unmenschliches Ermessen. a. a. O., S. 99.

196 Schilter, Thomas: Unmenschliches Ermessen. a. a. O., S. 99.

197 Vgl. ebd.

wurden in ihre Mutterhäuser für andere Aufgaben zurückgerufen. Die Nachrichten über den Tod vieler ihrer Pfleglinge trafen Anfang Oktober ein, sowie über die Verlegungen der Kinder in die Tötungsanstalten Pirna-Sonnenstein, Hartheim bei Linz und Grafeneck in Württemberg. [198]

- *Exkurs: Mit dem Hitler-Stalin-Pakt vom 19.August 1939 wurde die Aufteilung Polens durch Deutschland und die Sowjetunion besiegelt und unter dem Begriff „Umsiedlung" erfolgte eine massenhafte Völkerverschiebung zur Neuordnung Europas. In diesem Zusammenhang kam der Katharinenhof auf die Liste der Volksdeutschen Mittelstelle, die dem Leiter des Reichskommissars zur Festigung des deutschen Volkssturms, Heinrich Himmler, unterstellt war und wurde somit der IM entzogen.[199] Die Zuständigkeit galt dem „arischen Teil" des Umsiedlungsprogramms. Angehörige der Schutzstaffel organisierten den Transport und die Unterbringung der „Volksdeutschen".[200] Der Katharinenhof, bezeichnet als Lager Nr.40, war für eine Belegung von 400 Personen, vorwiegend Bessarabien[201] Deutsche, vorgesehen. Diese Menschen hatten Haus und Hof aufgrund von Druck und Versprechungen verlassen. Statt im Paradies der Volksgemeinschaft fanden sie sich in Massenquartieren wieder und waren Fremde in den Augen der Einheimischen.[202]*

Am 30.10.1940 kamen 375 Bessarabien-Deutsche Männer mit ihren Familienangehörigen im Katharinenhof an.[203] Die Diakonissen waren in der Küche und der in Wäscherei tätig und für die Pflege von Erkrankten, sowie für die Hilfestellung bei Geburten und der Säuglingspflege verantwortlich. Der Wohnraum für die Diakonissen wurde drastisch eingeschränkt, im Haus sah es wüst aus, das gepflegte Aussehen der Anstalt war ruiniert. „Unser Lebensatem wird hier

198 Vgl. Oberlein, Gertrud: Chronik. a. a. O., S. 69.

199 Vgl. Böhm, Boris: Abriss zur Geschichte. a. a. O., S. 20.

200 Vgl. Reiche, Karl-Heinz: Der Katharinenhof wird zum „Volksdeutschen Lager Nr. 40". In: Umweltbibliothek Großhennersdorf e. V.: Kindermaterial. Der Katharinenhof im sächsischen Großhennersdorf während der Zeit des Nationalsozialismus. Görlitz (Neisse) 2005, S. 87–88.

201 Heute zwischen der Republik Moldau und der Ukraine aufgeteilt.

202 Vgl. Reiche, Karl-Heinz: Der Katharinenhof. a. a. O., S. 89.

203 Vgl. Oberlein, Gertrud: Chronik. a. a. O., S. 71.

immer mehr beschnitten, wie lange noch, dann wird er ganz ausgehen! Es ist für uns kein Platz mehr im Hause! Manches Unangenehme gibt es für uns zu ertragen."[204] Im Januar 1941 verlangte das MdI eine Aufstellung aller Jugendlichen, welche auf dem Koloniegut lebten. Dr. Karl Daniel verließ im Februar 1941 den Katharinenhof für die Leitung eines Sanatoriums in Bad Gleisweiler bei Landau /Pfalz. Dorthin nahm er zwei Kolonisten aus dem Gut als Arbeitskräfte mit. Im April 1941 wurden 30 Kolonisten in die Landesanstalten Arnsdorf, Zschadraß, Großschweidnitz und Pirna-Sonnenstein verlegt, dies bewegte und belastete die Diakonissen sehr.[205]

> „Auf dem Koloniegut hat uns Herr Mihan eine Bodenkammer zur Verfügung gestellt. Immer neue Räume fordert das Lager von uns. Bald dürfen wir uns überhaupt nicht mehr im Haus bewegen!" „Der Lagerleiter eröffnete Schw. Oberin am 4. Juni, dass spätestens bis zum 1.10. das ganze Haus von uns geräumt sein müsse! Das Leben ist für die Schwestern hier nicht mehr schön, manchmal erdrückt es einen fast: so viel Anfeindung und hässliche Gesinnung! Wir machten auf dem Friedhof die Gräber unserer Kinder in Ordnung. Beim Lesen der Namen werden so viele Erinnerungen wach! Nach Kleinwachau gehen immer mal wieder Reisekörbe mit Kleidungsstücken für die Kinder." Anfang Juli lief das Gerücht, dass in den nächsten Tagen 85 Umsiedler aus anderen Lagern kommen und wir Schwestern u. was zu uns gehört, einfach „raus geschmissen" werden sollen! So schnell geht's ja vielleicht nicht, aber unsere Lage ist doch recht ernst. Wir sitzen täglich auf dem Pulverfass![206]

Am 14. Juli 1941 wurde der Katharinenhof beschlagnahmt, der Landesverein der IM legte noch Berufung ein, ohne Erfolg. Die Diakonissen mussten den Katharinenhof verlassen.[207]

---

204 Oberlein, Gertrud: Chronik. a. a. O., S. 74.

205 Vgl. Oberlein, Gertrud: Chronik. a. a. O., S. 76–78. Nachweise der Verlegung der Kolonisten in die Zwischen- und Tötungsanstalten. Pfleglings-Liste Koloniegut Katharinenhof Großhennersdorf. Archiv Diakoniewerk Oberlausitz e. V. (Archiv Katharinenhof).

206 Oberlein, Gertrud: Chronik. a. a. O., S. 78–79.

207 Vgl. Oberlein, Gertrud: Chronik. a. a. O., S. 80.

> „Nun ist's bestimmt, dass wir „die von der Mission", den Katharinenhof verlassen müssen. Und zwar möglichst schnell und mit möglichst vielen Möbeln! Es kamen keine leichten Tage für uns. Wir liefen unzählige Male hin und her zwischen Katharinenhof, Gut und Stöckerhaus." „Der Lagerleiter erkundigt sich immer freundlich, ob wir noch nicht bald „raus" sind."[208] „Nun hat auch dieses Kapitel seinen Abschluss gefunden. Noch ein letzter Blick aus den oberen Räumen des Katharinenhofes, sie waren uns 7 Jahre eine Heimat. [...] Am Dienstag, den 7.10. verließ Schw. Gertrud Oberlein die Arbeit hier, das Mutterhaus rief sie nach Borsdorf."[209]

Schw. Gertrud Oberlein verließ am 07.Oktober 1941 den Katharinenhof. Die anderen Diakonissen wurden ebenfalls in ihr Mutterhaus zurückgerufen oder waren in andere Anstalten entsandt worden. Schw. Gertrud Oberlein beschrieb ausführlich, wie schwer auch die letzten Monate im Katharinenhof für sie waren. Einerseits lastete das Schicksal der Kinder schwer auf ihnen, andererseits waren die Diakonissen sehr gekränkt durch die abwertende Behandlung der nationalsozialistischen Leitung, die den Katharinenhof übernommen hatte. Das Koloniegut konnte aufgrund der kriegswichtigen landwirtschaftlichen Erträge weiter bestehen. Dies sicherte 27 Kolonisten das Überleben.[210]

4.2.4 Dezentrale Euthanasie – Das Wirken der Diakonissen in anderen Pflegeanstalten

Um die Einstellungen und das Handeln der Diakonissen umfassend zu betrachten, war es notwendig, nicht nur die Zeit ihrer Tätigkeit im Katharinenhof zu untersuchen, sondern darüber hinaus auch über ihre bemerkenswerten Handlungen in den Einrichtungen zu berichten, in die sie entsandt wurden.

Schw. Marga Brückner war mit Schw. Hilma Zerche und zwei weiteren Diakonissen im Oktober 1940 nach Kleinwachau entsandt.[211] Dort konnten sie

208 Oberlein, Gertrud: Chronik. a. a. O., S. 80.

209 Oberlein, Gertrud: Chronik. a. a. O., S. 80–83.

210 Vgl. Böhm, Boris: Abriss der Geschichte. a. a. O., S. 21.

211 Vgl. Oberlein, Gertrud: Chronik. a. a. O., S. 69.

einige wenige ihrer Pfleglinge aus dem Katharinenhof wiedersehen. Die 15-jährige Helene von Gersdorf, eine Verwandte der Gründerin des Katharinenhofs, wurde einen Tag vor dem Abtransport durch Veranlassung ihres Onkels Herr von Welck nach Kleinwachau verlegt. Da Herr von Welck Vorstandsmitglied des Katharinenhofs war, wusste er von dem bevorstehenden Abtransport und kannte die Namen auf der V-Liste (Vernichtungsliste), auf der auch Helene von Gersdorf stand. Schw. Marga Brückner berichtete:[212]

> „[...] kam die Oberschwester und sagte, ich solle Lenchens Sachen packen und morgen frühzeitig mit ihr wegfahren. [...] nach Bethel! Eine Stunde später erhielt ich Bescheid, jetzt gleich, sofort zu fahren. So fuhr ich noch an dem Abend. [...] In Bethel angekommen [...] wurde angewiesen, daß [sic!] Helene nach Haus Magdala soll. Ich erhielt Bescheid, einige Tage zu bleiben, da der Herr Pastor von Bodelschwingh krank war, mich aber unbedingt sprechen wollte. Nach 3 Tagen wurde ich zu ihm befohlen und mit einer großen Güte von ihm empfangen. Er fragte mich, ob es stimmt, daß [sic!] in Sachsen schon 30000 Menschen umgebracht sind. Ich mußte [sic!] ihm sagen, daß [sic!] ich das nicht weiß, nur das eine, daß [sic!] von unseren 190 Kindern nach 4 Wochen außer Helene v. G. und einem anderen Kind keines mehr am Leben ist. Er war sehr erschrocken und sagte: „Also doch! Ich habe bis jetzt nur Gerüchte gehört, aber noch keine Tatsachen. Bald danach wurde bekannt, daß [sic!] er nach Berlin gereist sei zu einer Besprechung an höchster Stelle."[213]

Das Gespräch mit Pastor von Bodelschwingh fand im Oktober 1940 statt.[214] Schw. Marga Brückner war sehr vorsichtig. Sie ahnte sicher das Ausmaß der Euthanasiemaßnahmen, konnte aber nur den Tod der ihr bekannten Kinder bestätigen. Schw. Marga Brückner erkannte offensichtlich, dass vielleicht an höherer Stelle etwas dagegen unternommen werden konnte, wenn die Verbrechen des NS bekannt wurden. Zu dieser Zeit bis Anfang 1941 gab es zahlreiche Protestschreiben vonseiten der verschiedenen Kirchenverbände gegen die

212 Vgl. Brückner, Marga: Erinnerungsbericht. a. a. O., S. 2.

213 Ebd.

214 Vgl. Krell, Detlef: Kindermaterial. a. a. O., S. 54.

Euthanasiemaßnahmen an die zuständigen Regierungsbehörden. Als Fritz von Bodelschwingh erkannte, dass auch seine Anstalt nicht verschont bleiben würde, schrieb er am 6. Januar 1941 einen schonungslosen Brief an Reichsmarschall Göring, in dem er die Wahrheit unverblümt benannte. Nach mehreren persönlichen Unterredungen mit Dr. Brandt und verschiedenen Reichsleitern gelang es ihm schließlich, einen „Abbruch der planwirtschaftlichen Maßnahmen“ für seine Pflegeanstalt zu erwirken.[215] Ein Jahr nachdem der Bischof von Münster, Clemens August von Galen, Kenntnis von den Massenmorden erhielt und stetig gegen die Euthanasie an verschiedenen Stellen protestierte, hielt er am 3. August 1941 die erste öffentlich protestierende und auf die Gläubigen befreiend wirkende Predigt. Er benannte die Euthanasiemaßnahmen ohne Umschweife als Mord. Bischof von Galen beschrieb bis ins kleinste Detail die Geschehnisse in den Heil- und Pflegeanstalten, den Abtransport in die Tötungsanstalten und die verschleierten Todesnachrichten mit gefälschtem Sterbedatum und Sterbeort. Auch scheute er sich nicht, die Namen der Verantwortlichen zu nennen.[216] Ein Auszug seiner Predigt lautete:

> „Wenn man den Grundsatz aufstellt und anwendet, daß [sic!] man den ‚unproduktiven‘ Mitmenschen töten darf, dann wehe uns allen, wenn wir alt und altersschwach werden! [...] dann wehe den Invaliden, die im Produktionsprozess ihre Kraft, ihre gesunden Knochen eingesetzt, geopfert und eingebüßt haben. [...] dann wehe unseren braven Soldaten, die als Schwerkriegsverletzte, als Krüppel, als Invaliden in die Heimat zurückkehren! Wenn einmal zugegeben wird, daß [sic!] Menschen das recht haben, ‚unproduktive‘ Menschen zu töten – und wenn es jetzt zunächst auch nur arme wehrlose Geisteskranke trifft –, dann ist grundsätzlich der Mord an allen unproduktiven Menschen, also an den unheilbar Kranken, den Invaliden der Arbeit und des Krieges, dann ist der Mord an uns allen, wenn wir alt und altersschwach und damit unproduktiv werden, freigegeben.“[217]

215 Vgl. Beyreuther, Erich: Geschichte der Diakonie. a. a. O., S. 202–203.

216 Vgl. Klee, Ernst: Dokumente zur „Euthanasie“. a. a. O., S. 193–198.

217 Klee, Ernst: „Euthanasie“ im Dritten Reich. a. a. O., S. 256.

Bischof von Galens Predigt verfehlte ihre Wirkung nicht. Die Rede ging von Hand zu Hand und wurde später von britischen Fliegern als Flugblätter abgeworfen, womit die Geheimhaltung der Euthanasiemorde unterbrochen war. Die Regierung sah keine wirksame Möglichkeit gegen Bischof von Galen staatspolizeiliche Maßnahmen zu ergreifen.[218] Am 24. August 1941 wurde die T4-Aktion auf Befehl Hitlers eingestellt. Ob die Predigt von Bischof von Galen oder der Beginn des Russlandfeldzuges, welcher eine zusätzliche Belastung der Stimmung des deutschen Volkes darstellte, den Ausschlag gab, ist umstritten. Die Planerfüllungshypothese von 70000 Menschen war mit den 70273 bis dahin in den Gastötungsanstalten ermordeten Menschen jedenfalls erfüllt.[219] Ob die Aussage von Schw. Marga Brückner gegenüber Pastor Fritz von Bodelschwingh ausschlaggebend für seine noch intensiveren Proteste war, konnte nicht belegt werden. Aber sie benannte die Tatsachen und wurde somit ein kleines Glied in der Kette des Widerstandes gegen die Unmenschlichkeit des NS.

Nach dem Vergasungs-Stopp gingen die Krankentötungen weiter, allerdings wurden die Tötungsmethoden geändert. Durch den Reichsminister des Innern erging am 20.September 1941 ein Erlass an die zuständigen Behörden:

> „Die Volksgemeinschaft hat das höchste Interesse daran, daß [sic!] Kinder mit schweren Mißbildungen [sic!] oder schweren geistigen Schädigungen alsbald einer erfolgversprechenden Behandlung oder Asylierung zugeführt werden. [...] Der Reichsauschuß [sic!] zur wissenschaftlichen Erfassung von erb- und anlagebedingten schweren Leiden hat hervorragende Sachkenner auf dem in Frage kommenden Sachgebiet in den Dienst seiner Aufgaben gestellt. [...] Den Eltern muß [sic!] gesagt werden, daß [sic!] durch eine Anstaltsunterbringung ihnen und dem Kind am besten gedient sei [...] unter Umständen geprüft werden müsse, ob nicht in der Zurückweisung des Angebots eine Überschreitung des Sorgerechts zu erblicken ist."[220]

218 Vgl. Klee, Ernst: „Euthanasie" im Dritten Reich. a. a. O., S. 257.

219 Vgl. Schilter, Thomas: Unmenschliches Ermessen. a. a. O., S. 31.

220 Vgl. Klee, Ernst: Euthanasie im NS-Staat. a. a. O., S. 303–304.

Unterzeichnet war „dieses zynisch-verlogene Machwerk“[221] durch den Staatssekretär des Gesundheitsministeriums und Reichsärzteführer Leonardo Conti.[222] Die Patient:innen ließ man durch eine spezielle Hungerkost verhungern. Gezielte Überdosierungen von Medikamenten wie Luminal führten bei den geschwächten Menschen zu Lungenentzündungen und Herzkreislaufversagen, welche als natürliche Todesursachen vermerkt wurden. Ab 1942, in großem Ausmaß 1943 wurden tausende kranke und behinderte Menschen unter der Tarnbezeichnung „im Zuge der Räumung von Anstalten in den luftgefährdeten Gebieten“ in Anstalten abtransportiert, in denen sie systematisch ermordet wurden.[223] Für die ehemaligen Pfleglinge des Katharinenhofs, die vorläufig in andere Anstalten verlegt wurden, war die Landesanstalt Großschweidnitz zuständig. Helene von Gersdorf verstarb dort am 22. August 1943 mit der Diagnose erworbene Idiotie und der Todesursache Herzkreislaufversagen.[224] Schw. Marga Brückner berichtete:

> „Die V-Liste verfolgte sie, und eines Tages wurde Helene von einer Betheler Schwester nach Bordorf gebracht. Aber auch hier war ihres Bleibens nicht lange. Bald wurde sie wieder nach Hause gebracht. Später als ich schon im Lazarett arbeitete, schrieb mir Frau v. G., daß [sic!] sich ihre Lenuschka (sie waren Deutsch-Russen) in Arnsdorf befindet. Nach wenigen Wochen erhielt ich die Nachricht von Lenchens Heimgang.“[225]

Schw. Hilma Zerche schrieb in ihrem Erinnerungsbericht über die schwere Zeit ihrer Tätigkeit in der Landesanstalt Kleinwachau und die zutiefst erschütternden Schicksale der Kinder, Jugendlichen und Erwachsenen:

---

221 Krell, Detlef: Kindermaterial. a. a. O., S. 80.

222 Vgl. ebd.

223 Vgl. Klee, Ernst: Krankenmord und Judenvernichtung. Über Nazi-Euthanasie, Sonnenstein und sein Personal. Die Nazi-Euthanasie. In: Kuratorium Gedenkstätte Sonnenstein e. V. und Sächsische Landeszentrale für politische Bildung (Hrsg.): Nationalsozialistische Euthanasieverbrechen in Sachsen. Beiträge zu ihrer Aufarbeitung. Dresden, Pirna (Tierbs) 1993, S. 63.

224 Vgl. Böhm, Boris/Glaner, Sophia: Den Opfern ihren Namen geben. Helene von Gersdorf (1923–1943). Biografisches Porträt eines sächsischen Opfers der NS-Psychiatrie. Dresden (Stiftung Sächsische Gedenkstätten) 2023, S. 11.

225 Brückner, Marga: Erinnerungsbericht. a. a. O., S. 2.

> „Ich mußte [sic!] mit 20 Kindern nach Kleinwachau. [...] und dazu noch meine 6 Littlekinder. Viel Freude habe ich da noch mit ihnen erlebt, aber auch viel, viel Schweres. Die vielen Kommissionen von Ärzten, durch die ein Kind oder ein Erwachsener abgeholt wurde, haben uns viel Schmerz bereitet, bis im Mai 1943 dann die Abschiedsstunde schlug. Am 16. Mai mußten [sic!] wir 80 Kinder und viele Erwachsene nach Großschweidnitz bringen. Als ich meinen Kindern sagen mußte [sic!], daß [sic!] wir uns trennen müssen, sagte meine Ursel: „Daß [sic!] wir uns trennen, Tante Hilma, muß [sic!] wohl sein, aber nicht wahr, wir dürfen weinen." Ich hatte bis zuletzt geglaubt, daß [sic!] Gott den Kindern diesen Leidensweg ersparen würde und habe damals Gott nicht verstehen können, weil er meine Bitten nicht erfüllt hat. Als ich meinen ganzen Willen durchgerungen hatte, ist er mir mit seiner Allmacht ganz groß geworden. Ich habe sein Wort „Meine Gedanken sind höher und meine Wege andere als die euren" verstehen gelernt. Und ich habe mich darunter gebeugt. Nicht in Erfüllung unserer Bitten ist mir Gott groß geworden, sondern in seinem Nein."[226]

In den Worten von Schw. Hilma Zerche wird die Zerrissenheit zwischen ihrem Gehorsam gegenüber dem nationalsozialistischen Regime bzw. ihrer Ergebenheit in die Tatsache, der Übermacht als einzelne Person nichts entgegensetzen zu können und ihrer Ablehnung der Ideologie des NS deutlich. Ihr Schmerz über die Trennung von den Kindern und das Wissen um deren bevorstehende Schicksale ließ sie einen inneren Kampf ausfechten. Entgegen ihren moralischen Empfindungen und ihres Gewissens, sah sie keine Möglichkeit, den Kindern zu helfen. Sie suchte und fand Antworten bzw. Rechtfertigung für ihr furchtbares Dilemma in ihrem Gottvertrauen. Im Juni 1944 konnte Schw. Hilma Zerche noch einmal sechs ihrer Kinder, die noch lebten, in Großschweidnitz besuchen:

> „Ich durfte ihnen vom guten Hirten erzählen, der immer bei ihnen ist. Als ich dann Abschied von ihnen nahm, sagte meine Ursel: „Tante Hilma, wir haben nur so große Angst, daß [sic!] es mit uns auch so gemacht wird, wie mit den anderen Kindern. [...] „Sie bekommen erst immer

226 Zerche, Hilma: Erinnerungsbericht. a. a. O., S. 3.

> Pulver in das Essen, wenn sie dann nicht mehr essen, eine Spritze, und dann sind sie tot." Ich durfte ihnen sagen: „Fürchtet euch nicht, denn der Heiland ist bei euch, er läßt [sic!] euch nicht allein." Als ich dann wieder draußen vor dem Haus stand, kam mein Bübchen an den Gartenzaun [...] und sagte: „Tante Hilma, gib mir doch nochmal deine Hand." Wie es mir damals um mein Herz war, kann man vielleicht verstehen. Ich hätte meine Kinder nicht wieder besuchen können. Es wäre zu schwer für mich gewesen. Oft habe ich in all den Jahren meine Kinder vor mir gesehen, wie sie mich anblickten und fragten: „Warum bist du damals nicht mit uns gegangen?" Heute weiß ich, es war seine große Barmherzigkeit, die mich weiter im Dienst gebrauchen wollte."[227]

Auch hier zeigt sich wieder der moralische Konflikt, dem Schw. Hilma Zerche ausgesetzt war. Trotz nach Außen konformen Handelns sind der innere Widerstand und der Wunsch nach Menschlichkeit und Mitgefühl deutlich spürbar. Sie versuchte, den Kindern Trost zu spenden und sie zu beruhigen, während sie sich selbst voller Schuldgefühle quälte. Dass sie sich jahrelang die Frage stellte, warum sie nicht mehr für ihre Kinder tun konnte, verdeutlicht, wie stark die Belastungen und das Leid auch für die Diakonissen waren.

Schw. Hildegard Schmerbitz wurde im Sommer 1943 mit einem Auftrag nach Großschweidnitz geschickt und „besuchte bei dieser Gelegenheit die beiden Spastikermädchen Lieselotte S., genannt Schäfchen, und Ursula H.":[228]

> „Was mich tief bewegte und erschütterte war das Gespräch mit Beiden. Ursel sagte: „Wir sehen, wie die Schwester den Kindern täglich Spritzen gibt. Dann sehen wir immer wieder durch die Fenster, wie die Kinder im Leichenwagen weggefahren werden." Später habe ich dann nie wieder von diesen Kindern gehört."[229]

227 Zerche, Hilma: Erinnerungsbericht. a. a. O., S. 3.

228 Vgl. Schmerbitz, Hildegard: Brief an Dr. Jürgen Trogisch. Diakonissenhaus Borsdorf, 23.11.1986. Archiv Gedenkstätte Großschweidnitz. Vorlass Jürgen Trogisch.

229 Ebd.

Ursula H. verstarb am 19. Februar 1945 an einer Bronchopneumonie in Großschweidnitz.[230] Von Lieselotte S. konnte kein Sterbedatum ermittelt werden. Aufgrund der Aussage von Hilma Zerche ist davon auszugehen, dass auch sie ein Opfer der Krankenmorde wurde:

> „Ein einziges Kind, meine Marianne Kühn, hat die Zeit in Großschweidnitz überlebt. [...] Marianne ist dann viele Jahre in Kleinwachau geblieben. Jetzt arbeitet sie in Moritzburg im Bachhaus als Köchin. Als dann im Jahre 1950 unser Mutterhaus die Arbeit an geistesschwachen Erwachsenen übernahm, habe ich schweren Herzens Ja gesagt, als mir diese Arbeit übertragen wurde. Ich hatte doch immer nur Kinder betreut, und nun sollte ich Erwachsenen eine Mutter sein. Als dann am 15. Dezember 1950 die ersten Acht ankamen und vor mir standen, hatten sie mein Herz gewonnen und ich konnte sie liebhaben."[231]

Die derzeitige Oberin des Diakonissenmutterhauses in Borsdorf, Schw. Christa Knüpfer, erinnert sich an Schw. Hilma Zerche:

> „Sr. Hilma Zerche [...] erlebte ich Anfang der Sechziger Jahre noch im Dienst bei unseren geistig behinderten Frauen. Sie hat sehr gelitten unter den damaligen Verhältnissen der NS – Zeit. Ihre ganze Liebe, die sie den Großhennersdorfer Kindern nicht mehr geben konnte, gab sie an ihre Wohngruppe weiter. Es waren die Schwächsten in unserem Haus."[232]

230 Vgl. SächsHStAD Bestand 10822, Nr. 17925. Patientenakte: Ursula H..
231 Zerche, Hilma: Erinnerungsbericht. a. a. O., S. 3–4.
232 Knüpfer, Christa: E-Mail Großhennersdorf. Diakonissenhaus Borsdorf, 2023.

5 Zum Gedenken an die Opfer der Euthanasie

„Nie wieder ist Jetzt!" Mit diesem aktuellen Leitspruch möchte ich das Kapitel zum Gedenken an die Opfer der Euthanasie im NS einleiten und alle Menschen, aber besonders alle Pflegefachpersonen, Pflegestudierenden und Pflegeauszubildenden aufrufen, Haltung zu zeigen und dafür einzustehen, dass sich solche unmenschlichen Gräueltaten nie wiederholen können. In der Heftreihe „Den Opfern ihren Namen geben" der Stiftung Sächsische Gedenkstätten wurde bereits zahlreichen Opfern in Form eines biografischen Porträts gedacht. Die folgende Biografie beschreibt den zutiefst betroffen machenden Lebensweg von Horst S. Ihm wurde bisher noch kein Gedenkheft gewidmet.

Horst S. 21.06.1925–04.04.1943

Horst S. wurde am 21. Juni 1925 als uneheliches Kind in Gießen geboren. Seine Mutter konnte ihn nicht allein versorgen und gab Horst in ein Kinderheim in Leipzig. Aufgrund der Diagnose angeborener Schwachsinn wurde Horst in die Erziehungs- und Pflegeanstalt Leipzig Lindenau verlegt. Am 6. Januar 1928 erfolgte seine Aufnahme in der Landesanstalt Katharinenhof in Großhennersdorf.

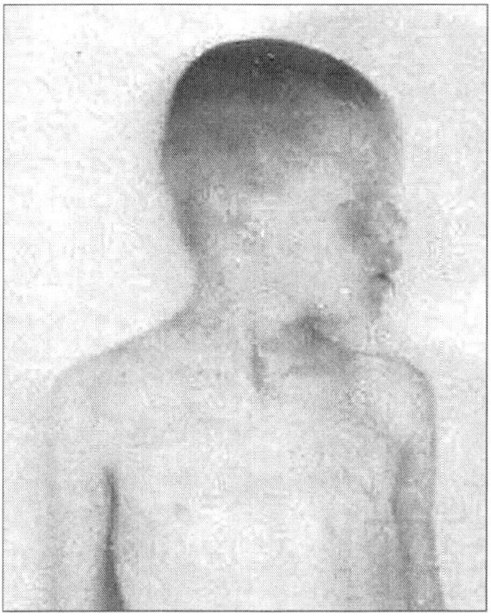

Abb. 3: SächHStAD. Bestand 108-22, Nr. 5334 Horst S.

Im Verlegungsbericht werden seine geistigen Funktionen als sehr mangelhaft beschrieben, er nahm an seiner Umgebung kaum teil, sprach, lief und beschäftigte sich nicht und verweigerte feste Nahrung. Horst stieß zeitweilig unartikulierte Laute aus, machte meist schaukelnde Bewegungen, war unsauber und schrie häufig lange und sehr laut ohne Ursache. Er wurde als minderwertig eingestuft und als Idiot betrachtet. Im Jahr 1930 sprach Horst immer noch nicht, konnte nicht selbstständig essen und nahm keine festen Speisen zu sich. Er schrie, wenn er nicht sofort bekam, was er haben wollte und kratzte die anderen Kinder. Im Laufe der Jahre und der Pflege im Katharinenhof entwickelte sich Horst sehr gut. Schw. Anna Naumann schrieb im Jahresbericht von 1938, dass er kurze Sätze richtig sprach und großen Wissensdrang zeigte. Er half bei häuslichen Arbeiten und bei der Betreuung der kleineren Kinder. Er konnte die Uhrzeit lesen und seine Schuhe binden. Ein Jahr später gelang es Horst, große Buchstaben zu lesen und zu schreiben.[233] Jedes Jahr verlangte das Jugendamt einen Bericht über Horst S. Er sollte mehrmals in andere Anstalten verlegt werden. Dr. Meltzer und Dr. Daniel konnten dies durch ihre Einschätzung der Bildungsfähigkeit von Horst und die Möglichkeit der Senkung der Pflegekosten immer wieder verhindern.[234] Aufgrund seiner Möglichkeiten, bestimmte Arbeiten in der Landwirtschaft leisten zu können, wurde Horst am 01.Oktober 1940 in das Koloniegut des Katharinenhofs verlegt. Seine Mutter bekam Nachricht über die Verlegung mit dem Vermerk, dass es Horst gut ging.[235] Horst bekam im Gegensatz zu vielen anderen Kindern nie Besuch von seiner Mutter. In seiner Patientenakte wurden auch keine Briefe seiner Mutter an ihn oder an die ihn pflegenden Diakonissen gefunden. Am 10.April 1941 erfolgte schließlich doch die Verlegung „aus kriegswichtigen Gründen" auf Anordnung des zuständigen Reichsverteidigungskommissars in die Landesanstalt Großschweidnitz.[236] Zur Zeit seiner Aufnahme in Großschweidnitz wog Horst 52 kg, bis Januar 1942 verlor er 5,5 kg an Gewicht. Aus seiner Akte geht hervor, dass er sich einen Besuch seiner Mutter sehr wünschte. Dieser Wunsch wurde nie erfüllt. Die Zwangssterilisation erfolgte am 21. Oktober 1942 im Stadtkrankenhaus Löbau.[237] Seine Patientenakte wurde in Großschweidnitz nur sporadisch geführt, im Durchschnitt erfolgte einmal monatlich ein kurzer Eintrag. Zweimal wurde Horst aus Platzgründen auf eine andere Station verlegt. Am 4. April 1943 lag Horst in den

233 Vgl. SächHStAD. Bestand 108-22, Nr. 5334 Horst S. Pflegebericht über das Jahr 1938.

234 Vgl. SächHStAD. Bestand 108-22, Nr. 5334 Horst S. Verlegungsversuche und deren Verhinderung. Anhang 7.

235 Vgl. SächHStAD. Bestand 108-22, Nr. 5334 Horst S. Verlegung in das Koloniegut. Anhang 8.

236 Vgl. SächHStAD. Bestand 108-22, Nr. 5334 Horst S. Verlegung in die Landesanstalt Großschweidnitz. Anhang 9.

237 Vgl. SächHStAD. Bestand 108-22, Nr. 5334 Horst S. Sterilisierung. Anhang 10.

frühen Morgenstunden schweißgebadet, mit offenen Augen, starrem Blick und unregelmäßigem, beschleunigten Puls und paukenden Herztönen im Bett. Es wurden keine therapeutischen oder pflegerischen Maßnahmen zur Verbesserung seines Zustandes in der Akte vermerkt. Um 19 Uhr verstarb Horst S. im Alter von 17 Jahren offiziell an Herzkreislaufversagen.[238] Seine Mutter erhielt die Nachricht über seinen Tod und schrieb, verwundert über den plötzlichen Tod, einen Brief an die Landesanstalt Großschweidnitz, dass es ihr sehr leidtäte, dass sie ihren Sohn nie besucht habe und man solle doch nicht schlecht von ihr denken, sie hatte ihr Gründe. Leider wäre es ihr finanziell nicht möglich, zur Beisetzung zu kommen.[239]

Auf dem Anstaltsfriedhof der Gedenkstätte Großschweidnitz wird dankenswerterweise allen dort bestatteten Menschen gedacht, die zwischen 1939 und 1945 durch überdosierte Beruhigungsmittel, Unterernährung und mangelnde Pflege (über 5500 Menschen) oder durch den Abtransport in die Tötungsanstalt Pirna Sonnenstein (über 2000 Menschen) Opfer der nationalsozialistischen Krankenmorde wurden.[240]

238 Vgl. SächHStAD. Bestand 108-22, Nr. 5334 Horst S. Todesnachweis. Anhang 11.

239 Vgl. SächHStAD. Bestand 108-22, Nr. 5334 Horst S. Brief der Mutter. SächsHSt.AD. Bestand 10822 Landesanstalt/Fachkrankenhaus Großschweidnitz Nr. 5334 Patientenakte: Horst S.

240 Vgl. Stiftung Sächsische Gedenkstätten: Gedenkstätte Großschweidnitz. Verfügbar unter: https://www.stsg.de/cms/grossschweidnitz/grossschweidnitz [22.04.2024].

6 Ergebnisse

6.1 Die Ambivalenz der Diakonissen

6.1.1 Konformität und Anpassung an die nationalsozialistischen Bedingungen

Die Diakonissen im Katharinenhof waren gezwungen, die Anordnungen der nationalsozialistischen Politik umzusetzen, um ihre Institutionen erhalten zu können und um Repressalien zu vermeiden. Aus reinem Selbsterhaltungstrieb wurde es notwendig, sich den nationalsozialistischen Bedingungen anzupassen, um ihre Arbeit fortsetzen zu können, selbst wenn dies bedeutete, ihre moralischen Prinzipien in den Hintergrund zu stellen. Aufgrund der traditionellen Gehorsamkeit und Loyalität der Mutterhäuser gegenüber den kirchlichen Autoritäten und den herrschenden Institutionen konnten die Diakonissen keine Unterstützung durch ihre Mutterhäuser erwarten, falls es zu einer Verfolgung wegen widerständigen Handelns durch die Nationalsozialisten gekommen wäre.

Drei Diakonissen hatten die nationalsozialistische Ideologie übernommen, waren Mitglieder der NSDAP und beteiligten sich aktiv an rassenideologischen Programmen und unterstützten die Politik des Regimes. Alle drei Schwestern verließen den Katharinenhof vorzeitig auf eigenen Wunsch oder aufgrund einer Kündigung durch die Anstaltsleitung. Vermutlich waren die nationalsozialistischen Überzeugungen und entsprechende Handlungen der Schwestern nicht mit dem Leitbild und dem Pflegeverständnis der Diakonissen des Katharinenhofs vereinbar.[241]

Die meisten Diakonissen standen in einem Zwiespalt zwischen ihren eigenen moralischen Überzeugungen und den Anforderungen des Regimes. Sie versuchten, einen für sie gangbaren Mittelweg zwischen Konformität und Widerstand zu finden, um sich nicht angreifbar zu machen und sich einen gewissen Grad an Autonomie zu bewahren. Während die Diakonissen gezwungen waren, den Anordnungen Folge zu leisten, wie beispielsweise der Verlegung der Jugendlichen zur Sterilisation in andere Anstalten oder der Vorbereitung der Kinder für den Abtransport, bemühten sie sich dennoch stets, liebevoll und tröstend zu bleiben. Sie versuchten nach ihren Möglichkeiten alles, um den Kindern diese

241 Vgl. S. 50 und S. 52 der Arbeit.

schwierigen Zeiten zu erleichtern. Sehr deutlich wurde die Ambivalenz, der starke innere Kampf zwischen Anpassung bzw. Gehorsam und ethisch-moralischen Grundsätzen in den Situationen des Abtransportes und während des Besuches von Schw. Hilma Zerche bei den Kindern in Großschweidnitz.[242] Sie wusste genau, was den Kindern bevorstand und ahnte, dass die Kinder es ebenfalls wussten. Die Diakonissen standen den Geschehnissen hilflos gegenüber, sahen keine Möglichkeit, das unmenschliche Schicksal von den Kindern abzuwenden und suchten Antworten und Halt in ihrem Glauben an Gott.

6.1.2 Widerständiges Verhalten und Handeln der Diakonissen

Bei der Erforschung der originalen Akten und Niederschriften konnten passive und aktive widerständige Handlungen der Diakonissen entdeckt werden.

Schw. Marga Brückner beschrieb, dass die Diakonissen den Kindern so viel wie nur möglich, von ihrem Essen abgaben, um ihnen zu helfen.[243] Damit verstießen sie gegen die Anordnungen der Behörden und die vorgegebene Einhaltung der Verpflegungssätze für die Kinder, was als eine passive Form des Widerstandes, als Sabotage ausgelegt werden kann. Sie behinderten absichtlich die Umsetzung von NS-Maßnahmen und verweigerten ihre Unterstützung, ohne direkt den Anordnungen zu widersprechen.

Ein Beispiel des aktiven Widerstandes, ist der Brief von Schw. Hilma Zerche an die Mutter von Reiner Hartmann, mit der Bitte recht bald ihren Sohn zu besuchen und ihn möglichst gleich mit nach Hause zu nehmen. Obwohl die Anstaltsleitung streng untersagt hatte, Eltern über die Verlegung zu informieren, hatte Schw. Hilma Zerche den Mut, die Mutter auf die Gefahr aufmerksam zu machen und zu einem schnellen Handeln gedrängt. Es kann davon ausgegangen werden, dass die Entscheidung dazu von Schw. Hilma Zerche selbst ausging und nicht auf Anordnung von Dr. Daniel erfolgte, da Dr. Daniel gewöhnlich selbst in wichtigen Angelegenheiten die Angehörigen anschrieb. Schw. Hilma Zerche konnte allerdings sicher sein, dass Dr. Daniel aufgrund seines Engagements für die Kinder, die Beurlaubung von Reiner Hartmann bewilligen würde.[244]

242 Vgl. S. 62–63 und S. 75.
243 Vgl. S. 52.
244 Vgl. S. 60 der Arbeit und Anhang 4–6.

Durch die Weitergabe der Informationen über die Tötung der abtransportierten Kinder an Pastor von Bodelschwingh konnte Schw. Marga Brückner seinen Verdacht über die Verbrechen des nationalsozialistischen Regimes erhärten bzw. Beweise dafür aufzeigen. Dies hatte möglicherweise dazu beigetragen, den Widerstand gegen die Euthanasieprogramme zu stärken. Durch die angeordnete überstürzte Abreise mit Helene von Gersdorf von Kleinwachau nach Bethel, konnte Schw. Marga Brückner Helene von Gersdorf vor der Verlegung nach Großschweidnitz schützen und sie vorläufig in vermeintliche Sicherheit bringen. Das offene Aussprechen der Wahrheit gegenüber Pastor von Bodelschwingh kann als Akt des Widerstands betrachtet werden.[245]

Die Ergebnisse verdeutlichen, dass einzelne Diakonissen im Katharinenhof durch ihren Mut und ihre Entschlossenheit auf verschiedene Weise Widerstand leisteten.

Auch wenn die meisten Diakonissen keinen offenen, aktiven Widerstand ausübten, zeigten sie dennoch moralischen und geistigen Widerstand gegen die nationalsozialistische Politik, indem sie ihre eigenen moralischen Prinzipien bewahrten und sich weigerten, die menschenverachtenden Ideologien des Regimes zu übernehmen.

6.2 Zusammenfassung der Ergebnisse

Die Ergebnisse der Forschungsarbeit zeigen, dass die Diakonissen im Katharinenhof während des Nationalsozialismus verschiedene Handlungsspielräume hatten. Obwohl sie sich an die Zwänge des Regimes anpassen mussten, waren die meisten nicht in Übereinstimmung mit der nationalsozialistischen Ideologie. Ihr Handeln war vielmehr von ihrem christlichen Glauben und den traditionellen Prinzipien ihrer Mutterhäuser geprägt, die den Schutz und die Fürsorge für die Schwächsten geboten. Trotz der Anpassung war aber auch Widerstand zu finden. Die Erkenntnisse verdeutlichen die verschiedenen Möglichkeiten, wie die Diakonissen im Katharinenhof während des NS auf die politischen und ideologischen Bedingungen reagieren konnten, und zeigen die Komplexität der Entscheidungen, vor denen sie standen.

245 Vgl. S. 69–71.

Ambivalentes Denken war unter den Diakonissen verbreitet, da sie oft zwischen ihren ethischen Prinzipien und den politischen Forderungen des Regimes hin- und hergerissen waren. Einige Diakonissen empfanden den Wunsch, Widerstand zu leisten, während andere sich aus verschiedenen Gründen dagegen entschieden. Die Faktoren, die ihre Entscheidungen beeinflussten, waren vielfältig und umfassten persönliche Überzeugungen, Angst vor Bestrafung, Angst vor Denunziation und Verrat durch andere Mitarbeiter:innen, Loyalität gegenüber den Mutterhäusern, sowie die Angst um das Wohl der ihnen anvertrauten Patient:innen.

Die Möglichkeiten, Widerstand zu leisten, waren begrenzt, aber einige Diakonissen suchten dennoch nach Wegen, um gegen die unmenschlichen Grausamkeiten des Regimes anzugehen. Dies geschah durch Nichtbefolgen von Anordnungen bei der Verpflegung der Kinder, durch das Weitergeben von Informationen über die Verbrechen des Regimes und durch das Hinwegsetzen über Anordnungen der Anstaltsleitung und versteckte Informationen und Bitten an die Eltern, die Kinder nach Hause zu holen. Es ist zu vermuten, dass der Brief von Schw. Hilma Zerche an die Familie Hartmann keine absolute Ausnahme war. Durch eine vollständige Durchsicht aller Patient:innen-Akten bei einer weiteren Forschung, könnten möglicherweise weitere Briefe gefunden werden.

Drei Diakonissen gingen konform mit dem nationalsozialistischen System, wurden Mitglied der NSDAP und verließen den Katharinenhof und ihre Mutterhäuser.

Folgende Limitationen während der Forschung erlauben keinen Anspruch auf Vollständigkeit der Ergebnisse. Aufgrund des Umfangs der Archivakten konnten nicht alle lückenlos gesichtet oder ausgewertet werden. Die Erforschung dieser Akten bezog sich hauptsächlich auf die Pflegeberichte und den Schriftverkehr der Diakonissen mit den Angehörigen sowie Niederschriften der Diakonissen über ihre Tätigkeit und bedeutende Ereignisse jener Zeit. Zukünftige Forschungen könnten weitere Erkenntnisse aus den nicht vollständig ausgearbeiteten Akten hervorbringen. Bestimmte Akten unterliegen noch der Schutzfrist, sodass ich diese nicht für meine Arbeit verwendet habe. Die Akten der Kinder, die vor 1940 aus dem Katharinenhof in andere Einrichtungen verlegt oder nach Hause entlassen wurden und der Kinder, die im Katharinenhof zwischen 1934 und 1940 verstarben, konnten in den von mir besuchten Archiven nicht gefunden werden. In einer weiteren Forschung könnten noch aufschlussreiche Akten in Einrichtungen entdeckt werden, in welche die Kinder damals verlegt wurden. Diese Archive konnten aufgrund des begrenzten Zeitrahmens nicht besucht werden. Zahlreiche Akten wurden durch die Bombardierung auf das Diakonissen-Mutterhaus Dresden 1945 vernichtet. Es ist ebenfalls zu beachten, dass während der Diktatur des Nationalsozialismus eine schriftliche Dokumentation von widerständigem Verhalten kaum möglich war.

6.3 Beantwortung der Forschungsfrage

Während der NS-Zeit zeigten die Diakonissen im Katharinenhof ein ambivalentes Verhalten in Bezug auf Konformität und Widerstand. Einerseits passten sie sich den Anforderungen und Zwängen des Regimes an, andererseits gab es jedoch auch Momente des Widerstands oder der stillen Opposition gegenüber den nationalsozialistischen Ideologien und Programmen.

Diese Ambivalenz wurde durch verschiedene Faktoren beeinflusst. Zum einen spielte die Angst vor Bestrafung und Repressalien eine Rolle, da Widerstand oft mit schweren Konsequenzen verbunden war. Zum anderen waren ihre feste Verwurzelung im christlichen Glauben und ihre christlich moralischen Prinzipien, Voraussetzung für die Wahrung ihrer ethischen Grundsätze.

Die Diakonissen standen vor einem Dilemma zwischen dem Druck, sich den politischen Vorgaben anzupassen, um ihre Arbeit fortsetzen zu können, und dem Wunsch, ihren moralischen Überzeugungen treu zu bleiben und den ihnen anvertrauten Menschen zu helfen. Diese Ambivalenz führte zu unterschiedlichen Handlungsweisen. Je nach den individuellen Umständen und Überzeugungen der Diakonissen reichten diese von völlig konform, über angepasst bis zu widerständigem Verhalten. Die Pflege und das Auftreten der Diakonissen gegenüber den Kindern blieben jedoch durchweg von Respekt, Liebe und Würde geprägt. Diese Werte waren tief von ihrem christlichen Glauben und den ethischen Grundsätzen ihrer Mutterhäuser geprägt. Trotz der schwierigen Umstände und der grausamen Anforderungen des Regimes behielten die Diakonissen ihre Menschlichkeit und setzten sich für das Wohl der ihnen anvertrauten Kinder ein. Dies zeigt, dass ihre ethischen Prinzipien und ihre Hingabe zur Pflege und Betreuung, unabhängig von den äußeren Umständen, beständig blieben.

7 Diskussion

In der Zeit des NS wurden zehntausende psychisch kranke, geistig und körperlich behinderte oder sozial auffällige Männer, Frauen und Kinder ermordet. Ihre Versorgungs- und Unterstützungsbedürftigkeit hatte sie zu „Ballastexistenzen“ gemacht. Als nicht arbeitsfähig und unnütz für die Volksgemeinschaft galt es, sie zu beseitigen. Die nationalsozialistische Diktatur bot die Voraussetzungen für die Legitimation und die Organisation dessen, was einige Politiker und Ärzte schon lange verwirklichen wollten. Tradierte Vorurteile gegenüber Kranken und Behinderten, soziale Ungleichheit, Verteilungskämpfe und eigene Ängste ließen den größten Teil der Bevölkerung dazu schweigen.[246]

Auch die Diakonissen im Katharinenhof, die durch ihren christlichen Glauben und ihr traditionelles Pflegeverständnis von Liebe, Barmherzigkeit und Aufopferung geprägt waren, konnten ihre moralischen und ethischen Grundsätze nicht über die des Gehorsams und der Unterordnung gegenüber den vorgesetzten Ärzten und des nationalsozialistischen Regimes stellen. So sehr sie die Kinder auch schützen wollten, es war ihnen nicht möglich, sich offen und aktiv gegen das System zu wehren. Sie ließen es geschehen, dass die Kinder in andere Anstalten zur Tötung gebracht wurden. Nur ganz vereinzelt, sehr zaghaft und versteckt gelang es wenigen Diakonissen, mutig Haltung zu zeigen und für ihre Grundsätze einzutreten. Es drängt sich die Frage auf, wie hätten die Diakonissen gehandelt, wenn Dr. Daniel die Durchführung der Euthanasie im Katharinenhof nicht abgelehnt hätte? Vor dieser Grundsatzentscheidung standen die Diakonissen im Katharinenhof nicht. In dieser Hinsicht war Gott barmherzig mit ihnen. Antworten können darauf nicht gegeben werden, auch Spekulationen sind nicht angebracht. Wer kann bzw. darf die Verhaltensweisen und Handlungen der Diakonissen in diesen unmenschlichen Situationen unter den NS-Bedingungen beurteilen, der nicht selbst vor so einer Entscheidung stand? Die Erfahrungen der Diakonissen zeugen davon, welche Einflüsse politische Ideologien und Strukturen einzelner Institutionen auf die Pflege haben können.

---

246 Vgl. Hoffmann, Ute: Zum Hintergrund. In: Arbeitskreis zur Erforschung der NS-„Euthanasie“ und Zwangssterilisation. Onlinehandbuch. Verfügbar unter: https://www.ak-ns-euthanasie.de/zum_hintergrund/ [10.04.2024], 2021.

Umso wichtiger ist es jetzt, immer wieder an jene Verbrechen der NS-Diktatur zu erinnern, um nicht zu vergessen und um aufzuklären und zu sensibilisieren, damit sich solche Unmenschlichkeit nicht wiederholen kann. Die aktuelle politische Situation in Deutschland zeigt, dass ein beachtlicher Anteil der Bevölkerung bereit ist, eine gesichert rechtsextreme Partei zu wählen und somit aktiv für Diskriminierung und Rassismus zu stimmen bzw. diese Verstöße gegen unser Grundgesetz in Kauf zu nehmen. Bei der Landtagswahl am 1. September 2024 hat eine Partei mit rechtsextremem Gedankengut in Sachsen, die Mehrheit der Stimmen zu erwarten.[247] Ähnliche Prognosen werden für Thüringen abgegeben. [248] Aus den AfD-Parteiprogrammen der letzten Jahre und öffentlichen Äußerungen von führenden Parteimitgliedern gehen u. a politische Ziele wie, Exklusion statt Inklusion von behinderten Menschen, „Remigration" von ausländischen Bürgern, Ablehnung der Akademisierung der Pflege, Ablehnung einer Pflegekammer[249], Senkung der Leistungen für nicht arbeitsfähige Menschen und Elitenförderung[250] hervor. Diese Ziele weisen eine starke Übereinstimmung mit dem Gedankengut der NS-Ideologie auf. Nicht arbeitsfähige Menschen wären Ballast, die Kosten für sie müssten gesenkt werden, Menschen mit Behinderungen würden abgegrenzt von den Gesunden, die Pflege soll in ihrer immer noch teilweise uneinigen, duldsamen und gehorsamen Rolle verharren ohne Möglichkeit der selbstständigen Verwaltung und Organisation, der Professionalisierung des Berufes und somit ohne eine unbedingt notwendige Stärkung des Selbstbewusstseins und des Selbstverständnisses der Pflegefachpersonen. Aus den historischen Ereignissen müssen wir aber Lehren ziehen und verstehen, dass es starke selbstbewusste Pflegefachpersonen braucht, um sich für die ethischen Grundsätze der Pflegeprofession einzusetzen, Verant-

---

247 Vgl. N. N.: Neueste Wahlumfragen im Wahltrend zur Landtagswahl in Sachsen am 03.04.2024. Verfügbar unter: https://dawum.de/Sachsen/ [10.04.2024], 2024.

248 Vgl. N. N.: Neueste Wahlumfragen im Wahltrend zur Landtagswahl in Thüringen am 03.04.2024. Verfügbar unter: https://dawum.de/Thueringen/ [10.04.2024], 2024.

249 Vgl. Pauls, Birte: Der Wert der Pflege wird von der AfD nicht anerkannt. Verfügbar unter: https://www.birte-pauls.de/2020/01/23/der-wert-der-pflege-wird-von-der-afd-nicht-anerkannt/ [10.04.2024], 2020. Allerdings stimmen auch andere Parteien gegen eine Akademisierung der Pflege und gegen eine Pflegekammer.

250 Vgl. Alternative für Deutschland: Europawahl Programm 2024. Verfügbar unter: https://www.afd.de/wp-content/uploads/2023/12/AfD_EW_Programm_2024.pdf [10.04.2024], 2023.

wortung zu übernehmen und jederzeit danach zu handeln. Es braucht Stärke und ein professionelles Selbstverständnis, um den rechtsextremen Äußerungen von Kolleg:innen und Vorgesetzten im pflegerischen Alltag entgegenzutreten und sich eindeutig zu positionieren. Auch heute sind es Angst vor Repressalien verschiedenster Art oder auch nur Bequemlichkeit, die die meisten Pflegepersonen davon abhalten, konsequent und offen ihre Meinungen zu vertreten. Obwohl das Menschbild und die Ideologie des Rechtsextremismus weder mit dem ICN-Ethikkodex noch mit dem kirchlichen Menschenbild und dem Leitbild einer kirchlichen Einrichtung vereinbar sind, ist es heute wieder möglich, dass rechtsextremes Gedankengut und die offenen rechtsextremen Äußerungen im Arbeitsumfeld von kirchlichen Einrichtungen immer wieder unkommentiert geduldet werden.[251] Deshalb ist es von großer Bedeutung, in der Pflegeausbildung und im Pflegestudium die Pflegegeschichte im Rahmenplan des Curriculums zu etablieren, um durch Kenntnis und Aufarbeitung der Vergangenheit, Situationen in der Gegenwart richtig einordnen zu können und zu verstehen. Erst mit Kenntnis von Fehlern der Vergangenheit können eine ethische Reflexion pflegepraktischen Handelns ermöglicht, ein kritisches Berufsverständnis und berufliches Selbstverständnis und Selbstbewusstsein entwickelt werden.[252] Der Lehrplan für die Berufsfachschule Pflegefachfrau/Pflegefachmann in Sachsen von 2020 beinhaltet keine festgelegten Lernfelder für die Geschichte der Pflege. Es liegt im Ermessen der Pflegeschulen, inwieweit diese gelehrt wird. [253] Auch die Fächer Ethik oder Evangelische oder Katholische Religion erscheinen mit 40 Stunden in der 3-jährigen Ausbildung als unzureichend für eine spätere ethisch fundierte Ausübung des Pflegeberufes.[254] Das Positionspapier der

251 Persönliche alltägliche Erfahrungen der Autorin in der beruflichen Praxis.

252 Vgl. Sektion historische Pflegeforschung: Geschichte der Pflege in pflegerischen Bildungsgängen. Positionspapier. Verfügbar unter. https://dg-pflegewissenschaft.de/wp-content/uploads/2017/05/H-Geschichte-der-Pflege-in-pflegerischen-Bildungsg%C3%A4ngen.pdf [10.04.2024], 2012.

253 Vgl. Sächsisches Staatsministerium für Kultus (Hrsg.): Lehrplan Berufsfachschule Pflegefachfrau/Pflegefachmann. Berufsbezogener Bereich. Klassenstufen 1 bis 3. Dresden (Sächsisches Staatsministerium für Kultus) 2020.

254 Mündliche Aussagen der Leiterin der Pflegeschule Niesky im Gespräch über die Lehre der Pflegegeschichte. 2024. In der Krankenpflegeschule Niesky des Diakonissenkrankenhauses Dresden wird in drei verschiedenen Lernfeldern auf die Entwicklung des Pflegeberufes,

Sektion historische Pflegeforschung, mit der Aufforderung, die Pflegegeschichte in der Pflegeausbildung zu etablieren, erschien im April 2019. Der Lehrplan wurde in Sachsen im Januar 2020 freigegeben, ob in dieser Zeitspanne noch effektiv auf das Positionspapier reagiert werden konnte, ist anzuzweifeln. Allerdings appellierte diesbezüglich die Sektion bereits 2012 an die Anpassung der Lehrinhalte.[255]

Täglich stehen wir vor ethisch-moralischen Entscheidungen, welche teilweise durch das aktuelle Gesundheitssystem oder durch die Fortschritte der medizinischen Forschung herausgefordert werden. Mit der Festlegung der Abrechnungssysteme in Krankenhäusern, wieviel Geld ein Patient bringt, finden zwangsläufig ökonomische Bewertungen und Unterscheidungen zwischen Patientengruppen statt. „Der stark ausgeprägte Kosten-Nutzen-Gedanke in unserem Gesundheitswesen bringt die handelnden Akteure damit dauerhaft in eine Auseinandersetzung mit dem geltenden humanistischen Grundgedanken, dass jeder Mensch gleich viel wert ist."[256]

Die Diskussion über den Wert oder „Unwert" eines Menschen begegnet uns auch in anderen Bereichen. Der Arbeitskreis zur Aufarbeitung der nationalsozialistischen „Euthanasie" und Zwangssterilisation weist in seiner Grafenecker Erklärung zur Bioethik mahnend darauf hin, dass die Forschungen in der Genetik, Neurobiologie und der Embryologie teilweise Menschenrecht verletzen. Bioethische Grundaussagen werten Menschen mit Behinderungen oder Alterserkrankungen ab und degradieren sie zu Forschungsobjekten oder Mate-

---

die Geschichte der Psychiatrie und die Krankenpflege im NS eingegangen. Jedes Jahr besichtigen die Auszubildenden im 2. Ausbildungsjahr die Gedenkstätte Pirna-Sonnenstein und setzen sich mit den Euthanasieprogrammen und der Pflege in der NS-Zeit auseinander. Eine intensive Beschäftigung mit den Opferbiografien ermöglicht einen persönlichen und emotionalen Zugang zu der Rolle der Pflege in jener Zeit. Die Leiterin der Pflegeschule bedauert, dass der Pflegegeschichte immer noch zu wenig Bedeutung beigemessen und für die Behandlung im Unterricht zu wenig Raum gegeben wird.

255 Vgl. Sektion historische Pflegeforschung. a. a. O., 2012.

256 Lücke, Stefan: „Spuren dürfen nicht verblassen". In: Die Schwester Der Pfleger. o. Jg. (5): 2015. Zit. n. BIBLIOMEDPFLEGE: Verfügbar unter: https://www.bibliomed-pflege.de/sp/artikel/30284-spuren-duerfen-nicht-verblassen [22.04.2024].

riallagern für Transplantate. Sterbende werden zu Kostenfaktoren und Embryonen zu Sachen erklärt.[257]

In der Diskussion um die Sterbehilfe und Suizidassistenz muss beachtet werden, dass in der Legitimierung der ärztlichen Beihilfe Ausnahmefälle und somit Dilemma-Situationen, nicht zur Regel werden, wenn gesetzlich festgeschriebene Kriterien aus einer subjektiven Perspektive heraus als „lebensunwert" suggeriert werden. Alte, kranke, behinderte und sterbende Menschen könnten sich genötigt fühlen, über die Option eines selbstbestimmten Todes nachzudenken, um ihren Angehörigen und der Gesellschaft nicht zur Last zu fallen. Hier ist es Aufgabe der Gesellschaft für einen würdigen Umgang mit alten und kranken Menschen zu sorgen, alle Möglichkeiten der Palliativmedizin zu nutzen und Alterseinsamkeit und Altersarmut zu lindern.[258]

Genauso präsent und nicht zu leugnen sind die Entscheidungen über lebenswert oder unwert in der Pränatal- und Präimplantationsdiagnostik. Paare entscheiden, nach ihrem nachvollziehbaren Wunsch ein gesundes Kind zu bekommen, ob ein Fötus abgetrieben oder welche Embryonen selektiert werden. „Wer aber kann und darf anhand welcher Kriterien die Entscheidung treffen, welche erblichen Erkrankungen bzw. welche Chromosomenanomalien menschliches Leben so kennzeichnen, dass es nicht gelebt werden soll?"[259]

Die Corona-Pandemie führte zu einer enormen Belastung des Gesundheitssystems. Die Ressourcen wie medizinisches Personal, Schutzausrüstung und Intensivbetten waren begrenzt und vielfach ausgeschöpft. Es begannen Diskus-

257 Vgl. Wunder, Michael: Grafenecker Erklärung zur Bioethik. Onlineartikel. Verfügbar unter: https://www.ak-ns-euthanasie.de/wp-content/uploads/2014/02/GRAFENECKER_ERKLAERUNG.pdf [10.04.2024], 1996.

258 Vgl. Wunder, Michael/Rotzoll, Maike/Beddies, Thomas/Osten, Philipp/Schmiedebach, Heinz-Peter: Stellungnahme des Arbeitskreises zur Erforschung der nationalsozialistischen „Euthanasie" und Zwangssterilisation zur Frage der gesetzlichen Regelung einer (geschäftsmäßigen) Suizidbeihilfe. Onlineartikel. Verfügbar unter: https://www.ak-ns-euthanasie.de/wp-content/uploads/2022/10/Stellungnahme-AK-Euthanasieforschung-Suizidbeihilfe-Oktober-2022.pdf [10.04.2024], 2022.

259 Hohendorf, Gerrit: Stellungnahme zur Präimplantationsdiagnostik. Onlineartikel. Verfügbar unter: https://www.ak-ns-euthanasie.de/stellungnahmen/stellungnahme-zur-praimplantationsdiagnostik/ [10.04.2024], 2011.

sionen über ein Triage-System[260], nach welchem die Patient:innen versorgt werden sollten. Fraglich ist, wie subjektiv und ethisch vertretbar diese Kriterien zur Entscheidungsfindung aus der Not heraus waren. Die Pandemie hat uns alle sensibilisiert, welch hohe Bedeutung der Zusammenhalt und die Solidarität in Krisenzeiten hat. Die Pflegefachpersonen und der ärztliche Dienst übernahmen Verantwortung und leisteten gemeinsam hervorragende Arbeit bis zur Grenze der Erschöpfung und oft darüber hinaus. Entscheidungen über die Ressourcenverteilung in Krisenzeiten müssen transparent, gerecht und nach ethischen Kriterien getroffen werden, um die bestmögliche Versorgung für alle Patient:innen sicherzustellen.

Eine Aufgabe der Pflegefachpersonen liegt in der kritischen Auseinandersetzung mit aktuellen, gesellschaftlichen und gesundheitspolitischen Entwicklungen. Die Erkenntnisse aus der Untersuchung der Handlungsspielräume der Diakonissen dienen als Mahnung, die Menschenwürde und die individuellen Rechte in der Pflege stets zu achten und sich aktiv gegen jegliche Formen von Diskriminierung und Unterdrückung zu stellen. Die Auseinandersetzung mit der Vergangenheit kann dazu beitragen, sich der professionellen Identität bewusster zu werden, die alltägliche Pflegepraxis zu hinterfragen und die Grundwerte der Ethik, Fürsorge, Selbstfürsorge und Solidarität zu stärken.

260 Die Bundesregierung: Intensivmedizin. Triage in der Pandemie neu regeln. Onlineartikel. Verfügbar unter: https://www.bundesregierung.de/breg-de/aktuelles/intensivmedizin-triage-in-der-pandemie-2078244 [10.04.2024], 2022.

8 Fazit

Die Ergebnisse dieser pflegehistorischen Forschungsarbeit offenbaren die schwierigen Dilemmata, vor denen die Diakonissen standen, und die Komplexität ihrer Handlungsspielräume während der NS-Zeit. Ihre Entscheidungen mussten aus dem Kontext ihrer historischen Rolle als Diakonisse eines Mutterhauses, politischer Zwänge, ethischer und persönlicher Moralvorstellungen und institutioneller Anforderungen heraus getroffen werden. Das Abwägen zwischen Anpassung an die nationalsozialistischen Vorgaben, dem Wunsch nach Widerstand und dem Bestreben nach Fürsorge für die ihnen anvertrauten Menschen, machte die Bedeutung von Ethik und Glauben in der Pflegepraxis und die Herausforderungen, denen Pflegefachpersonen gegenüberstehen, wenn es darum geht, in schwierigen Situationen nach ihren eigenen Werten und Überzeugungen zu handeln, deutlich. Einigen wenigen Diakonissen ist es gelungen, nach ihren ethisch moralischen Grundsätzen zu handeln und sich mutig über Anordnungen von Vorgesetzten und staatlichen Institutionen, trotz drohender Repressalien, hinwegzusetzen. Dementsprechend wurde die Hypothese, dass kaum oder nur begrenzter Widerstand zu finden sei, teilweise bestätigt. Überraschenderweise zeigte sich, dass mehr widerständiges Verhalten innerhalb der Möglichkeiten der Diakonissen vorhanden war, als zunächst angenommen wurde.

Im Gegensatz zu anderen europäischen Ländern und Australien, ist in deutschen Krankenhäusern die traditionelle Hierarchie immer noch präsent und die Pflege wird weiterhin als Assistenzberuf in der Medizin betrachtet. Es ist bisher nicht gelungen, aus der Passivität, Resignation und aus dem Unterordnungsverhältnis herauszutreten.[261] Das historisch gewachsene „arztzentrierte Gesundheitssystem" in Deutschland[262] unterstellt immer noch die Pflege der Medizin

261 Vgl. Flaiz, Bettina: Die professionelle Identität von Pflegefachpersonen-ein Vergleich zwischen Deutschland und Australien. In: Genz, Katharina et al. (Hrsg.): Pflege und Politik. a. a. O., S. 56–78.

262 Vgl. Wolke, R.: Zusammenfassung und Diskussion. In: Deutsche Gesellschaft für Pflegewissenschaft e. V. (DPG) und Dekanekonferenz Pflegewissenschaft (Hrsg.): Die Zukunft der Gesundheitsforschung-der Beitrag akademisierter Pflegender. Tagungsdokumentation zur Fachtagung am 5.November 2015 in der Repräsentanz der Robert Bosch Stiftung Berlin. 2016, S. 43–45. Zit. n. Flaiz, Bettina: Die professionelle Identität. a. a. O., S. 56–78.

und die Verantwortung für die Patient:innen obliegt den Ärzten und Ärztinnen. Die Pflege ist noch weit davon entfernt, eine selbstbestimmte und eigenverantwortliche Profession zu sein. Für die Stärkung des Selbstverständnisses der Pflegeprofession sind die Ausweitung der Akademisierung der Pflege und die Einrichtung einer bundesweiten Pflegekammer unerlässlich, u. a. auch deshalb, um den Statusunterschied zwischen Mediziner:innen und Pflegefachpersonen abzubauen und die Pflege zu einer eigenständigen Profession mit eigenverantwortlichem Handeln zu etablieren.[263] In schwierigen oder ethisch grenzwertigen Situationen sollten Pflegefachpersonen befähigt sein, gemäß ihren eigenen Werten und Überzeugungen zu entscheiden und zu handeln, ohne sich hinter der Verantwortlichkeit der Ärzte und Ärztinnen verstecken zu können oder gegen ihre Überzeugungen gehorchen und handeln zu müssen. Dabei ist eine interprofessionelle Zusammenarbeit auf Augenhöhe und eine gemeinsame Entscheidungsfindung unerlässlich. Das Einrichten von Ethikkommissionen in Krankenhäusern und Pflegeeinrichtungen, in denen alle Berufsgruppen gleichberechtigt vertreten sind, stellt beispielsweise eine wirksame Praxis dar.

Die Auseinandersetzung aller Pflegefachpersonen mit der historischen Entwicklung der Pflege (von Anfang an in der Ausbildung oder Studium) und der aktuellen politischen und pflegepolitischen Situation in Deutschland ist von entscheidender Relevanz, um unsere Profession zu sensibilisieren, politische Gefahren wie extremistische Strömungen zu erkennen und kritisch zu hinterfragen. Die Stärkung des Selbstbewusstseins und der Eigenverantwortlichkeit der Pflegeprofession wird dazu beitragen, dass Pflegefachpersonen nach ihren moralischen Überzeugungen und entsprechend dem ICN-Ethikkodex klare Positionen beziehen und eigene verantwortungsbewusste Entscheidungen treffen können.

263 Vgl. Flaiz, Bettina: Die professionelle Identität. a. a. O., S. 56–78.

Literaturverzeichnis

Alternative für Deutschland: Europawahl Programm 2024. Verfügbar unter: https://www.afd.de/wp-content/uploads/2023/12/AfD_EW_Programm_2024.pdf [10.04.2024], 2023.

Aly, Götz: Die Belasteten. „Euthanasie“ 1939 – 1945; eine Gesellschaftsgeschichte. Frankfurt, M. (Fischer) 2013.

Bensmann, Marcus/Daniels, Justus von/Dowideit, Annette/Peters, Jean/Keller, Gabriela: Geheimplan gegen Deutschland. Verfügbar unter: https://correctiv.org/aktuelles/neue-rechte/2024/01/10/geheimplan-remigration-vertreibung-afd-rechtsextreme-november-treffen/ [10.04.2024], 2024.

Beyreuther, Erich: Geschichte der Diakonie und Inneren Mission in der Neuzeit. Berlin (Wichern) 1962.

Binding, Karl/Hoche, Alfred: Die Freigabe der Vernichtung lebensunwerten Lebens. Ihr Maß und ihre Form. Leipzig (Felix Meiner) 1920.

Böhm, Boris (Hrsg.): Erinnerung wi(e)der Vergessen. Gedenkbuch für die Kinder des Katharinen-hofes Großhennersdorf, die auf dem Sonnenstein in Pirna und in Großschweidnitz getötet wurden. Dresden und Pirna (Kuratorium Gedenkstätte Sonnen-stein e. V.) 1997.

Böhm, Boris/Schilter, Thomas: Pirna-Sonnenstein. Von der Reformpsychiatrie zur Tötung psychisch Kranker und Behinderter. Die nationalsozialistische Tötungsanstalt Pirna-Sonnenstein (1949–1941) In: Stiftung sächsische Gedenkstätten (Hrsg.): Nationalsozialistische Euthanasieverbrechen. Dresden (Michael Sandstein) 2004, S. 43–57.

Böhm, Boris: Abriss zur Geschichte des Katharinenhofes 1721 bis 1945. In: Böhm, Boris/Markwardt, Hagen/Trogisch, Jürgen (Hrsg.): Lebenszeugnisse-Leidenswege. „Nun liesse sich viel erzählen von all den Tagesereignissen…“. Kommentierte Chronik des Katharinenhofes Großhennersdorf 1934–1941. Dresden (Stiftung Sächsische Gedenkstätte) 2017, S. 11–21.

Böhm, Boris: Das Schicksal der Kinder des Katharinenhofes in den Jahren 1940–1945. In: Böhm, Boris/Markwardt, Hagen/Trogisch, Jürgen (Hrsg.): Lebenszeugnisse-Leidenswege. „Nun liesse sich viel erzählen von all den Tagesereignissen…“. Kommentierte Chronik des Katharinenhofes Großhennersdorf 1934–1941. Dresden (Stiftung Sächsische Gedenkstätte) 2017, S. 111–116.

Böhm, Boris (Hrsg.): Fundstücke. Eine Forschungsbilanz aus Anlass des zwanzigjährigen Bestehens der Gedenkstätte Pirna-Sonnenstein. Leipzig (Leipziger Universitäts-Verlag.) 2021.

Böhm, Boris/Glaner, Sophia: Den Opfern ihren Namen geben. Helene von Gersdorf (1923–1943). Biografisches Porträt eines sächsischen Opfers der NS-Psychiatrie. Dresden (Stiftung Sächsische Gedenkstätten) 2023.

Bundeszentrale für politische Bildung: Nationalsozialistische Deutsche Arbeiterpartei. Verfügbar unter: https://www.bpb.de/kurz-knapp/lexika/politiklexi-kon/17893/nationalsozialisti-sche-deutsche-arbeiterpartei-nsdap/ [22.04.2024]. 2020.

Dawum: Neueste Wahlumfragen im Wahltrend zur Landtagswahl in Sachsen am 03.04.2024. Verfügbar unter: https://dawum.de/Sachsen/ [10.04.2024], 2024.

Dawum: Neueste Wahlumfragen im Wahltrend zur Landtagswahl in Thüringen am 03.04.2024. Verfügbar unter: https://dawum.de/Thueringen/ [10.04.2024], 2024.

Deutsche Bibelgesellschaft: Gute Nachricht Bibel. Das Neue Testament, Römerbrief Kapitel 12, Vers 3–21. Stuttgart (Deutsche Bibelgesellschaft) 2000, S. 209.

Deutsche Gesellschaft für Pflegewissenschaft e. V., Sektion historische Pflegeforschung: Geschichte der Pflege in der generalistischen Pflegeausbildung-Positionspapier. Onlinehandbuch. Verfügbar unter: https://dg-pflegewissen-schaft.de/wp-con-tent/uploads/2019/04/2019_03_29-Pflegege schichte-im-Curriculum-final.pdf [15.04.2024], 2019.

Die Bundesregierung: Intensivmedizin. Triage in der Pandemie neu regeln. Onlineartikel. Verfügbar unter: https://www.bundesregierung.de/breg-de/aktuelles/intensivmedizin-triage-in-der-pandemie-2078244 [10.04.2024], 2022.

Evangelische Stiftung Diakoniewerk Oberlausitz: Der Katharinenhof im Wandel der Zeit. Ein chronologischer Überblick. In: Formann, Michaela/Hermann, Susanne/Matthes, Hans-Georg/Westfeld, Bettina (Hrsg.) Herr, höre meine Stimme. Stimmen aus dem Katharinenhof Großhennersdorf: Festschrift anlässlich des 300-jährigen Bestehens des Katharinenhofs. Herrnhut (Gustav Winter) 2021.

Fiebrandt, Maria: Der NS-Krankenmord in Großschweidnitz (1939–1945). In Böhm, Boris (Hrsg.): Fundstücke. Eine Forschungsbilanz aus Anlass des zwanzigjährigen Bestehens der Gedenkstätte Pirna Sonnenstein. Barleben (Leipziger Universitätsverlag GmbH) 2020, S. 187–211.

Filmportal.de: Helfende Hände. Deutschland 1940. Kurz-Dokumentarfilm. Verfügbar unter: www.filmportal.de/film/helfende-haende_c65ff7e16ccb4fd bab0fffb82fa62a5c [15.03.2024] o. J.

Filmportal.de.: Hinweis zur Dokumentation der Filme der NS-Zeit bei Filmportale.de. Verfügbar unter: www.filmportal.de/thema/hinweis-zur-dokumen tation-der-filme-der-ns-zeit-bei-filmportalde [15.03.2024], o. J.

Filmportal.de: Schwarzwaldmädel. Deutschland 1933 Spielfilm. Verfügbar unter: www.filmportal.de/film/schwarzwaldmaedel_48ea2ba7bde44a12b175 2524b3f53703 [15.03.2024] o. J.

Flaiz, Bettina: Die professionelle Identität von Pflegefachpersonen-ein Vergleich zwischen Deutschland und Australien. In: Genz, Katharina/Peters, Anja Katharina/Thiekötter, Andrea (Hrsg.): Pflege und Politik im Spiegel der Zeit. Hungen (hpsmedia) 2022, S. 56–78.

Genz, Katharina/Peters, Anja Katharina/Thiekötter, Andrea: Pflege und Politik im Spiegel der Zeit. Hungen (hpsmedia) 2022.

Genz, Katharina/Hackmann, Mathilde/Peters, Anja Katharina: Zusammenfassung und Nachwort. In: Genz, Katharina/Peters, Anja Katharina/Thiekötter, Andrea (Hrsg.): Pflege und Politik im Spiegel der Zeit. Hungen (hpsmedia) 2022, S. 113–115.

Glaser, Barney G./Strauss, Anselm L./Paul, Axel T.: Grounded theory. Strategien qualitativer Forschung. Bern (H. Huber) 1998.

Graefe, Stefanie: Schöner Tod? „Euthanasie“ in Vergangenheit und Gegenwart. Onlinehandbuch. Verfügbar unter: https://www.bpb.de/themen/medien-journalis-mus/netzdebatte/210577/schoener-tod-euthanasie-in-vergangenheit-und-gegenwart/ [22.04.2024], 2015.

Gütt, Arthur/Rüdin, Ernst/Ruttke, Falk: Zur Verhütung erbkranken Nachwuchses. Gesetz und Erläuterungen. München (J.F. Lehmanns) 1934.

Hoffmann, Ute: Zum Hintergrund. In: Arbeitskreis zur Erforschung der NS-„Euthanasie“ und Zwangssterilisation. Onlinehandbuch. Verfügbar unter: https://www.ak-ns-euthanasie.de/zum_hintergrund/ [10.04.2024], 2021.

Hohendorf, Gerrit: Stellungnahme zur Präimplantationsdiagnostik. Onlineartikel. Verfügbar unter: https://www.ak-ns-euthanasie.de/stellungnahmen/stellungnahme-zur-praimplanta-tionsdiagnostik/ [10.04.2024], 2011.

Hörnig, Thomas: „Worte und Taten-Bei aller Liebe und Fürsorge-konnten auch zutiefst befremdlich sein…“. Ewald Meltzer-der Grenzgänger zwischen Nächstenliebe und Eugenik, Apologetik und Zwangssterilisationen. In: Formann, Michaela/Hermann, Susanne/Matthes, Hans-Georg/Westfeld, Bettina (Hrsg.) Herr, höre meine Stimme. Stimmen aus dem Katharinenhof Großhennersdorf: Festschrift anlässlich des 300-jährigen Bestehens des Katharinenhofs. Herrnhut (Gustav Winter) 2021.

International Council of Nurses: Der ICN-Ethikkodex für Pflegefachpersonen. Verfügbar unter: https://www.dbfk.de/media/docs/newsroom/publikationen/ICN_Code-of-Ethics_DE_WEB.pdf [10.03.2024],2021.

Kaiserswerther Diakonie: Unsere Geschichte. Wie alles begann. Online-Handbuch. Verfügbar unter: https://www.kaiserswerther-diakonie.de/ueber-uns/das-unternehmen/geschichte/ [11.03.2024], 2024.

Kammer, Alena (Zeit-Online): AfD liegt in Umfragen deutlich vor der CDU, SPD muss um Einzug bangen. Onlineartikel. Verfügbar unter: https://www.zeit.de/politik/deutschland/2024-01/landtagswahl-in-sachsen-afd-cdu-umfrage [10.03.2024], 2024.

Katscher, Liselotte: Krankenpflege und „Drittes Reich“. Der Weg der Schwesternschaft des Evangelischen Diakonievereins 1933–1939. Reutlingen (Diakonie-Verlag)1994.

Kellner, Anne: Die Pflege kein normaler Beruf. Schwesternpflege als Sparkonzept-dienen vs. verdienen. In: Genz, Katharina/Peters, Anja Katharina/Thiekötter, Andrea (Hrsg.): Pflege und Politik im Spiegel der Zeit. Hungen (hpsmedia) 2022, S. 92–94.

Klee, Ernst: Euthanasie im NS-Staat. Die „Vernichtung lebensunwerten Lebens“. Frankfurt am Main (Fischer) 1991.

Klee, Ernst: Dokumente zur „Euthanasie“. Frankfurt am Main (Fischer) 1992.

Klee, Ernst: Krankenmord und Judenvernichtung. Über Nazi-Euthanasie, Sonnenstein und sein Personal. Die Nazi-Euthanasie. In: Kuratorium Gedenkstätte Sonnenstein e. V. und Sächsische Landeszentrale für politische Bildung (Hrsg.): Nationalsozialistische Euthanasieverbrechen in Sachsen. Beiträge zu ihrer Aufarbeitung. Dresden, Pirna (Tierbs) 1993, S. 57–76.

Klee, Ernst: „Euthanasie“ im Dritten Reich. Die „Vernichtung lebensunwerten Lebens“. Frankfurt am Main (Fischer) 2010.

Krell, Detlef: Kindermaterial. „... brauch die Gegenwart doch rüstige Menschen?“ In: Umweltbibliothek Großhennersdorf e. V.: Kindermaterial. Der

Katharinenhof im sächsischen Großhennersdorf während der Zeit des Nationalsozialismus. Görlitz (Neisse) 2005, S. 31–46.

Krell, Detlef: Kindermaterial. „Verlegt mit Sammeltarnsport", 27. September 1940. In: Umweltbibliothek Großhennersdorf (Hrsg.): Kindermaterial. Der Katharinenhof im sächsischen Großhennersdorf während der Zeit des Nationalsozialismus. Görlitz (Neisse) 2005.

Krumpolt, Holm: Die Auswirkungen der nationalsozialistischen Gesundheitspolitik auf die Landesanstalt Großschweidnitz in den Jahren 1939–1945. In: Schulze, Dietmar/Fiebrandt, Maria (Hrsg.): „Euthanasie" in Großschweidnitz. Regionalisierter Krankenmord in Sachsen 1940–1945. Köln (Psychiatrie) 2016, S. 61–63.

Kuratorium Gedenkstätte Sonnenstein e. V. und Sächsische Landeszentrale für politische Bildung (Hrsg.): Nationalistische Euthanasie-Verbrechen in Sachsen. Beiträge zu ihrer Aufarbeitung. Dresden, Pirna (Tierbs) 1993.

Landesamt für Verfassungsschutz Sachsen: AfD in Sachsen „gesichert rechtsextremistisch". Verfügbar unter: https://www.tagesschau.de/innen-politik/verfassungsschutz-afd-sachsen-rechtsextremistisch-100.html [10.03.2024], 2023.

Lauterer, Heide-Marie: Liebestätigkeit für die Volksgemeinschaft. Der Kaiserwerther Verband deutscher Diakonissenmutterhäuser in den ersten Jahren des NS-Regimes. Göttingen (Vandenhoeck & Ruprecht) 1994.

Lücke, Stefan: „Spuren dürfen nicht verblassen". In: Die Schwester Der Pfleger. o. Jg. (5): 2015. In: BIBLIOMEDPFLEGE. Verfügbar unter: https://www.bibliomed-pflege.de/sp/arti-kel/30284-spuren-duerfen-nicht-verblassen [22.04.2024].

Markwardt, Hagen: Ewald Meltzers Beiträge zu den rassenhygienischen Debatten während der Weimarer Republik und in der NS-Zeit. In: Böhm, Boris/Markwardt, Hagen/Trogisch, Jürgen (Hrsg.): Lebenszeugnisse-Leidenswege. „Nun liesse sich viel erzählen von all den Tagesereignissen…". Kommentierte Chronik des Katharinenhofes Großhennersdorf 1934–1941. Dresden (Stiftung Sächsische Gedenkstätte) 2017.

Meltzer, Ewald: Das Problem der Abkürzung „lebensunwerten" Lebens. Halle a. S. (Marhold) 1925.

Möller, Ute/Hesselbarth, Ulrike: Die geschichtliche Entwicklung der Krankenpflege. Hintergründe, Analysen, Perspektiven. Hagen (Brigitte Kunz) 1998.

Müller, Fruzsina: Das Leipziger Diakonissenhaus. Die Geschichte einer Schwesternschaft und ihres Krankenhauses. Leipzig (Leipziger Universitätsverlag) 2023.

Pauls, Birte: Der Wert der Pflege wird von der AfD nicht anerkannt. Verfügbar unter: https://www.birte-pauls.de/2020/01/23/der-wert-der-pflege-wird-von-der-afd-nicht-anerkannt/ [10.04.2024], 2020.

Peters, Anja Katharina: Nana Conti (1881–1951) Eine Biographie der Reichshebammenführerin. Universität Greifswald, Geschichte der Medizin, Dissertation 2014.

Peters, Anja Katharina: Geschichte der Pflege in der generalistischen Pflegeausbildung. Verfügbar unter: ‹https://www.hsozkult.de/news/id/news-1295› [10.03.2024], 2019.

Pschyrembel, Willibald: Klinisches Wörterbuch. Berlin (Walter de Gryter) 1997.

Reiche, Karl-Heinz: Der Katharinenhof wird zum „Volksdeutschen Lager Nr. 40". In: Umweltbibliothek Großhennersdorf e. V.: Kindermaterial. Der Katharinenhof im sächsischen Großhennersdorf während der Zeit des Nationalsozialismus. Görlitz (Neisse) 2005, S. 87–88.

Reiter, Raimond: Gedenken und Gedenkkultur. In: Kaelber, Lutz/Reiter, Raimond (Hrsg.): Kindermord und „Kinderfachabteilungen" im Nationalsozialismus. Gedenken und Forschung. Frankfurt am Main (Peter Lang GmbH) 2011.

Riedel, Annette/Lehmeyer, Sonja/Monteverde, Settimio: Ethikbildung in der Pflege – strukturelle Besonderheiten und didaktische Implikationen der Pflegeausbildung. Open Access: Ethik in der Medizin 2022, o. Jg. (3). Verfügbar unter: https://www.springer-medizin.de/ethikbildung-in-der-pflege-strukturelle-besonderheiten-und-didak/23202948 [14.04.2024], 2022.

Röper, Ursula/Jüllig, Carola (Hrsg.): Die Macht der Nächstenliebe. Einhundertfünfzig Jahre Innere Mission und Diakonie 1848–1998. Stuttgart (Kohlhammer) 1998.

Sächsisches Staatsministerium für Kultus (Hrsg.): Lehrplan Berufsfachschule Pflegefach-frau/Pflegefachmann. Berufsbezogener Bereich. Klassenstufen 1 bis 3. Dresden (Sächsisches Staatsministerium für Kultus) 2020.

Saur, K. G.: Abkürzungen der NS-Zeit. Aus dem Buch Ämter, Abkürzungen, Aktionen des NS-Staates. Boberach, Heinz/Thommes, Rolf/Weiß, Hermann. Online-Handbuch. Verfügbar unter: https://doi.org/10.1515/9783110951677.247 [18.03.2024] 1997.

Schilter, Thomas: Unmenschliches Ermessen. Die nationalsozialistische „Euthanasie"- Tötungsanstalt Pirna-Sonnenstein 1940/41. Leipzig (Gustav Kiepenheuer) 1999.

Schubert, Klaus/Martina Klein: Das Politiklexikon. In: Bundeszentrale für politische Bildung: Nationalsozialistische Deutsche Arbeiterpartei. Bonn (Dietz) 2020.

Schultz, Björn: Altdeutsche Schrift. Übersetzung von Handschriften ab 1500. Musteralphabete. Online-Handbuch. Verfügbar unter: https://www.altdeutsche-schrift.org/musteralphabete/ [10.03.2024], 2024.

Schulze, Dietmar/Fiebrandt, Maria: „Euthanasie" in Großschweidnitz. Regionalisierter Krankenmord in Sachsen 1940–1945. Köln (Psychiatrie) 2016.

Sektion historische Pflegeforschung: Geschichte der Pflege in pflegerischen Bildungsgängen. Positionspapier. Verfügbar unter. https://dg-pflegewissenschaft.de/wp-content/uploads/2017/05/H-Geschichte-der-Pflege-in-pflegerischen-Bildungsg%C3%A4ngen.pdf [10.04.2024], 2012.

Staudacher, Diana: „The reader must come first!". Leseorientierung als Qualitätsmerkmal des wissenschaftlichen Schreibens. In: Die wissenschaftliche Zeitschrift für Pflegeberufe 36(5): 247–248, 2023.

Steinhoff, Torsten: Wissenschaftliche Textkompetenz. Sprachgebrauch und Schreib-entwicklung in wissenschaftlichen Texten von Studenten und Experten. In: Burkhardt, Armin/Linke, Angelika/Nübling, Damaris/Wichter, Sigurd (Hrsg.): Reihe Germanistische Linguistik 280. Tübingen (Max Niemeyer), 2007, S. 167–205.

Steppe, Hilde (Hrsg.): Krankenpflege im Nationalsozialismus. Frankfurt am Main (Mabuse) 2020.

Stiftung Sächsische Gedenkstätten zur Erinnerung an die Opfer Politischer Gewaltherrschaft (Hrsg.): Nationalsozialistische Euthanasieverbrechen. Beiträge zur Aufarbeitung ihrer Geschichte in Sachsen. Dresden (Sandstein) 2004.

Stiftung Sächsische Gedenkstätten (Hrsg.): Lebenszeugnisse-Leidenswege „Nun liesse sich viel erzählen von all den Tagesereignissen…". Kommentierte Chronik des Katharinenhofes Großhennerdorf 1934–1941. Dresden (Stiftung Sächsische Gedenkstätten zur Erinnerung an die Opfer Politischer Gewaltherrschaft) 2017.

Stiftung Sächsische Gedenkstätten: Den Opfern ihren Namen geben. Neue Heftreihe der Stiftung mit biografischen Porträts von Opfern der NS-Krankenmorde in Sachsen, Gedenkstätte Pirna-Sonnenstein. Verfügbar unter: ‹https://www.stsg.de/cms/pirna/aktuelles/den-opfern-ihren-namen-geben-neue-heftreihe-der-stiftung-mit-biografischen-portraets› [03.05.2024] 2023.

Stiftung Sächsische Gedenkstätten: Gedenkstätte Großschweidnitz. Verfügbar unter: https://www.stsg.de/cms/grossschweidnitz/grossschweidnitz [22.04.2024].

Strauss, Anselm L.: Grundlagen qualitativer Sozialforschung. Datenanalyse in der empirischen soziologischen Forschung München (Wilhelm Fink) 1991.

Trogisch, Jürgen: Einführung in die Geschichte der „NS-Euthanasie" und ihrer Aufarbeitung in der Region Oberlausitz. Ein Erinnerungsbericht. In: Schulze, Dietmar/Fiebrandt, Maria: „Euthanasie in Großschweidnitz. Regionalisierter Krankenmord in Sachsen 1940–1945. Köln (Psychiatrie) 2016, S. 36–44.

Ulbrich, Jana: Abgespritzt: Die dunkle Seite des Katharinenhofs Großhennersdorf. Eine Ausstellung arbeitet die Verbrechen des Nationalsozialismus auf und ein Stück Dorfgeschichte. In: Sächsische Zeitung am 18.03.2005. Verfügbar unter: https://www.saechsische.de/plus/abgespritzt-die-dunkle-seite-des-katharinenhofs-1014753.html [22.04.2024], 2005.

Umweltbibliothek Großhennersdorf (Hrsg.): Kindermaterial. Der Katharinenhof im sächsischen Großhennersdorf während der Zeit des Nationalsozialismus. Görlitz (Neisse) 2005.

Vogler, Christine: Pflegeprofession bezieht Position gegen rechts. Demokratische Werte leben und verteidigen. Onlineartikel. Verfügbar unter: Pflegeprofession bezieht Position gegen rechts: Demokratische Werte leben und verteidigen | springerpflege.de [10.03.2024], 2024.

Weber-Reich, Traudel (2006): Das Verhalten von Diakonissen in der Zeit der NS-Diktatur und die Verarbeitung des Erlebten. Eine Fallstudie auf dem Hintergrund bisheriger Forschung. In Hogrefe Publishing Group 2006, doi: 10.1024/1012-5302.19.2.116.

Westfeld, Bettina: Innere Mission und Diakonie in Sachsen 1867–2017. Leipzig (Evangelische Verlagsanstalt GmbH) 2017.

Wunder, Michael: Grafenecker Erklärung zur Bioethik. Onlineartikel. Verfügbar unter: https://www.ak-ns-euthanasie.de/wp-content/uploads/2014/02/GRAFENECKER_ERKLAERUNG.pdf [10.04.2024], 1996.

Wunder, Michael/Rotzoll, Maike/Beddies, Thomas/Osten, Philipp/Schmiedebach, Heinz-Peter: Stellungnahme des Arbeitskreises zur Erforschung der nationalsozialistischen „Euthanasie“ und Zwangssterilisation zur Frage der gesetzlichen Regelung einer (geschäftsmäßigen) Suizidbeihilfe. Onlineartikel. Verfügbar unter: https://www.ak-ns-euthanasie.de/wp-content/uploads/2022/10/Stellungnahme-AK-Euthanasieforschung-Suizidbeihilfe-Oktober-2022.pdf [10.04.2024], 2022.

Archivalien

Archiv Diakoniewerk Oberlausitz e. V. (Archiv Katharinenhof)
Regal 10:
Fotografien
Zeitungsartikel: Übergabe der Landesanstalt Katharinenhof in Großhennersdorf in die Verwaltung der Inneren Mission am 28. August 1934.
Sächsisches Erbgesundheitsamt Tgb.-Nr. 581: Schreiben an Obermedizinalrat Dr. Meltzer zur Versendung der Meldekarten 24.11.1934.
Sächsisches Erbgesundheitsamt Tgb.-Nr. 631: Schreiben an Obermedizinalrat Dr. Meltzer zur Kurzfassung der Meldekarten 08.12.1934.
Schreiben Ewald Meltzers an das Bezirkskrankenhaus Ebersbach zur Überführung von „untergebrachten Schwachsinnigen" zur Sterilisation, 12.12.1934.
Direktorieller Jahresbericht der Landesanstalt Großhennersdorf auf die Zeit vom 01.01.–30.06.1934 an das Ministerium des Innern Abteilung II Dresden von Ewald Meltzer 14.11.1935.
Pfleglings-Verzeichnis Mädchen
Pfleglings-Verzeichnis Jungen
Pfleglings-Verzeichnis Koloniegut

Archiv Diakonisches Werk Innere Mission Leipzig e. V. (Archiv des Diakonissen-Mutterhauses Borsdorf)
Oberlein, Gertrud: „Chronik Katharinenhof Großhennersdorf 1934–1941". (Vom handschriftlichen Original in deutscher Schrift übertragen. Original befindet sich im Diakonissen-Mutterhaus Borsdorf). Großhennersdorf 1934–1941.

Archiv Gedenkstätte Großschweidnitz. Vorlass Jürgen Trogisch
Brückner, Marga: Erinnerungsbericht: Das Jahr 1940. 1984. Archiv Dr. Jürgen Trogisch.
Schmerbitz, Hildegard: Brief an Dr. Jürgen Trogisch. Diakonissenhaus Borsdorf, 23.11.1986.
Zerche, Hilma: Erinnerungsbericht 1934–1950. 1977, Archiv Dr. Jürgen Trogisch.
Rink, Ulrich Werner: Aus dem Leben eines Behinderten im Katharinenhof. 1985. Archiv Gedenkstätte Großschweidnitz. Archiv Dr. Jürgen Trogisch.

Bundesarchiv Berlin-Lichterfelde (BArch)

NSDAP-Gaukartei

Signatur BArch R 9361-IX Kartei/35030570, Gaukartei, Kasten 3503, Karte 570, Rink, Ulrich.

Signatur BArch R 9361-IX Kartei/42980501, Gaukartei, Kasten 4298, Karte 501, Stephan, Helene.

Signatur BArch R9361-IX Kartei/5771421, Gaukartei, Kasten 577, Karte 1421, Daniel, Karl Dr.

Signatur BArch R 9361-IX Kartei/47880270, Gaukartei, Kasten 4788, Karte 270, Wendelin, Adolf.

BArch R 9361-IX Kartei/24471102, Gaukartei, Kasten 2447, Karte 1102, Laechelin, Hildegard.

BArch R 9361-IX Kartei/29050612, Gaukartei, Kasten 2905, Karte 0612, Mohrmann, Auguste.

BArch R 9361-IX Kartei/26420460, Gaukartei, Kasten 2642, Karte 0460, Lorenz, Elisabeth.

BArch R 179/11700, Patientenakte: Peter J.

Sächsisches Hauptstaatsarchiv Dresden (SächsHStAD)

Bestand 10822 Landesanstalt/Fachkrankenhaus Großschweidnitz, Nr. 17925. Patientinnen-Akte Ursula H.

Bestand 10822 Landesanstalt/Fachkrankenhaus Großschweidnitz Nr. 5334 Patientenakte: Horst S.

Bestand 10822 Landesanstalt/Fachkrankenhaus Großschweidnitz. Patientenakte: Reiner H.

Bestand 16991/1 Landesanstalt Großhennersdorf und IM: Ordner Landesregierung Sachsen MdI Akte 10736: Übergabe der Landesanstalt Großhennersdorf an die Innere Mission 1933–1945.

Schreiben von Ewald Meltzer der Landesanstalt Großhennersdorf an das Ministerium des Innern Dresden, 18.07.1933.

Schreiben von Ewald Meltzer an das MdI. am 27.10.1933.

Meltzer, Ewald: Fünfjahresbericht über die Anstalt der Inneren Mission „Katharinenhof“ Großhennersdorf. In: Psychiatrisch-Neurologische Wochenschrift, Zentralblatt für den gesamten Anstalten und Klinikenbetrieb 41 (31/32): [1–6], 1939.

Niederschrift über die Besichtigung der Anstalt Großhennersdorf, 17.08.1940.
Schreiben des Sächsischen Ministeriums des Innern Xc 61012 an den Oberbürgermeister in Dresden mit der Bitte um Verlegung von 17 Pfleglingen nach dem Maria-Anna-Heim Sonnenstein und die Landesanstalt Arnsdorf, 20.03.1941.
Schreiben des Sächsischen Ministeriums des Innern Xc 61012 an den Landesverein für Innere Mission mit der Bitte um Verlegung von 32 Kolonisten in das Maria-Anna-Heim Sonnenstein, die Landesanstalten Zschadraß, Großschweidnitz und Arnsdorf, 20.03.1941.

Sächsisches Staatsarchiv Dresden

Aussage Martha Welcher vom 13.06.1946, SächsStA-D, 11120/2527, Akte 11120 Staatsanwaltschaft Landgericht Dresden, Nr. 2527. Bl.173f.

Quellen aus E-Mail-Schriftverkehr

Knüpfer, Christa – Oberin des Diakonissen-Mutterhauses „Wohnstätten Ev. Luth. Diakonissenhaus Borsdorf“: E-Mail-Betreff: Großhennersdorf, 2023.
Hezel, Karin-Oberin „Sächsisches Gemeinschafts-Diakonissenhaus ZION e. V.“ in Aue: E-Mail-Betreff: Anfrage zu den Daten der Diakonissen, 2023.

Für die Verwendung sämtlicher Archivmaterialien in dieser Forschungsarbeit liegen die Genehmigungen der betreffenden Archive vor.

Aufgrund der Krankheiten und Erbkrankheiten, die heute lebende identifizierbare Nachfahren betreffen können, wurden die Namen anonymisiert.

Anhangsverzeichnis

Anhang 1

Meldebogen für Horst S., SächsHStA.D. Bestand 10822 Landesanstalt/Fachkrankenhaus Großschweidnitz Nr. 5334 Patientenakte: Horst S.

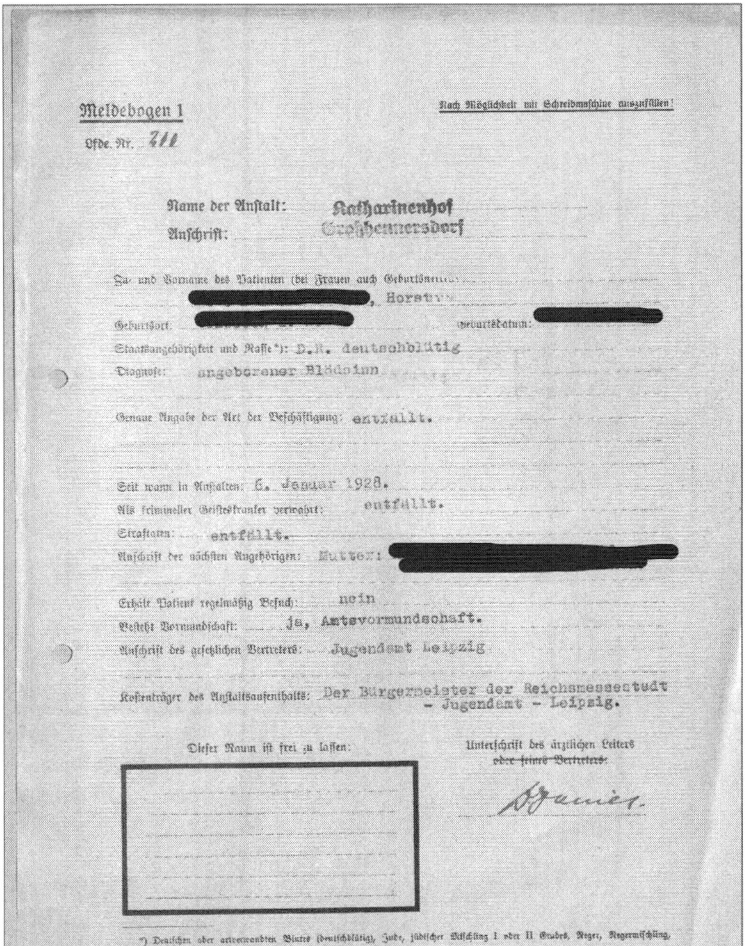

Meldebogen 1

Nach Möglichkeit mit Schreibmaschine auszufüllen!

Lfde. Nr. 211

Name der Anstalt: Katharinenhof

Anschrift: Großhennersdorf

Zu- und Vorname des Patienten (bei Frauen auch Geburtsname): [redacted], Horst

Geburtsort: [redacted] Geburtsdatum: [redacted]

Staatsangehörigkeit und Rasse*): D.R. deutschblütig

Diagnose: angeborener Blödsinn

Genaue Angabe der Art der Beschäftigung: entfällt.

Seit wann in Anstalten: 6. Januar 1928.

Als krimineller Geisteskranker verwahrt: entfällt.

Straftaten: entfällt.

Anschrift der nächsten Angehörigen: Mutter: [redacted]

Erhält Patient regelmäßig Besuch: nein

Besteht Vormundschaft: ja, Amtsvormundschaft.

Anschrift des gesetzlichen Vertreters: Jugendamt Leipzig

Kostenträger des Anstaltsaufenthalts: Der Bürgermeister der Reichsmessestadt - Jugendamt - Leipzig.

Dieser Raum ist frei zu lassen:

Unterschrift des ärztlichen Leiters ~~oder seines Vertreters~~

*) Deutschen oder artverwandten Blutes (deutschblütig), Jude, jüdischer Mischling I oder II Grades, Neger, Negermischling, Zigeuner, Zigeunermischling usw.

Anhang 2

Nachweis Verlegung von Horst S. auf das Koloniegut 1940 SächsHSt.AD. Bestand 10822 Landesanstalt/Fachkrankenhaus Großschweidnitz Nr. 5334 Patientenakte: Horst S.

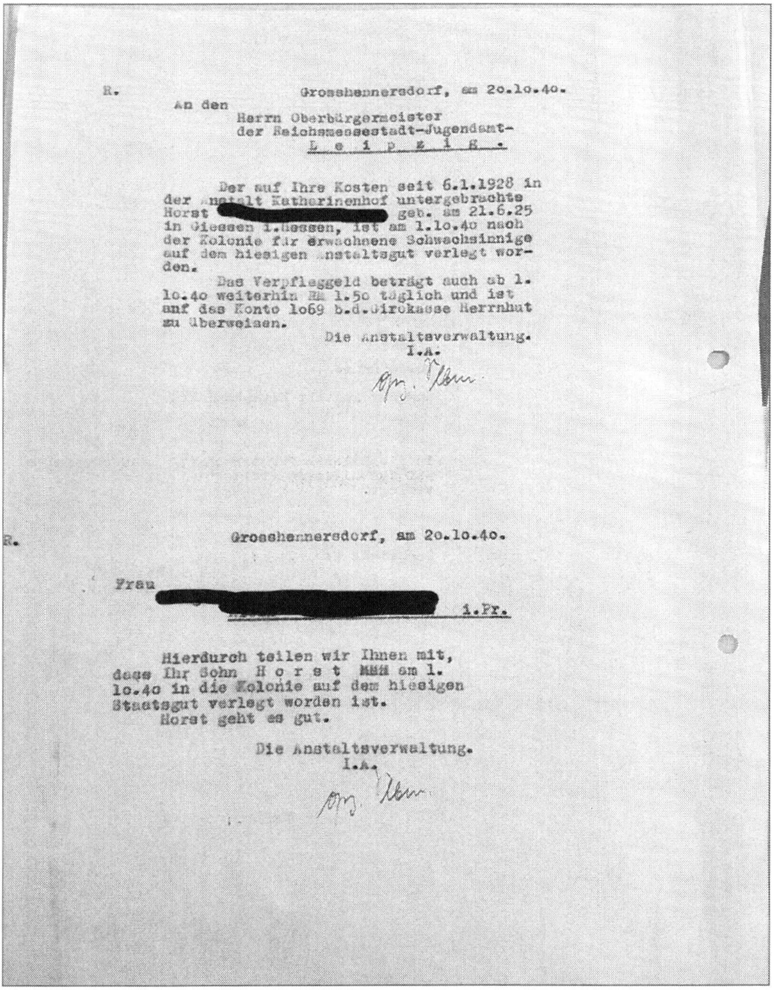

R. Grosshennersdorf, am 2o.lo.4o.

An den
Herrn Oberbürgermeister
der Reichsmessestadt-Jugendamt-
L e i p z i g .

Der auf Ihre Kosten seit 6.1.1928 in der Anstalt Katharinenhof untergebrachte Horst [redacted] geb. am 21.6.25 in Giessen i.Hessen, ist am 1.lo.4o nach der Kolonie für erwachsene Schwachsinnige auf dem hiesigen Anstaltsgut verlegt worden.

Das Verpflegegeld beträgt auch ab 1.lo.4o weiterhin RM 1.5o täglich und ist auf das Konto lo69 b.d.Girokasse Herrnhut zu überweisen.

Die Anstaltsverwaltung.
I.A.

R. Grosshennersdorf, am 2o.lo.4o.

Frau [redacted] i.Pr.

Hierdurch teilen wir Ihnen mit, dass Ihr Sohn H o r s t [redacted] am 1.lo.4o in die Kolonie auf dem hiesigen Staatsgut verlegt worden ist.
Horst geht es gut.

Die Anstaltsverwaltung.
I.A.

Anhang 3

Nachweis über Abtransport von Peter J. am 27.09.1940 in die Landesanstalt Großschweidnitz. Weiterverlegung in die Tötungsanstalt Pirna-Sonnenstein am 29.November 1940. BArch Berlin, R 179/11700, Krankenakte Peter J.

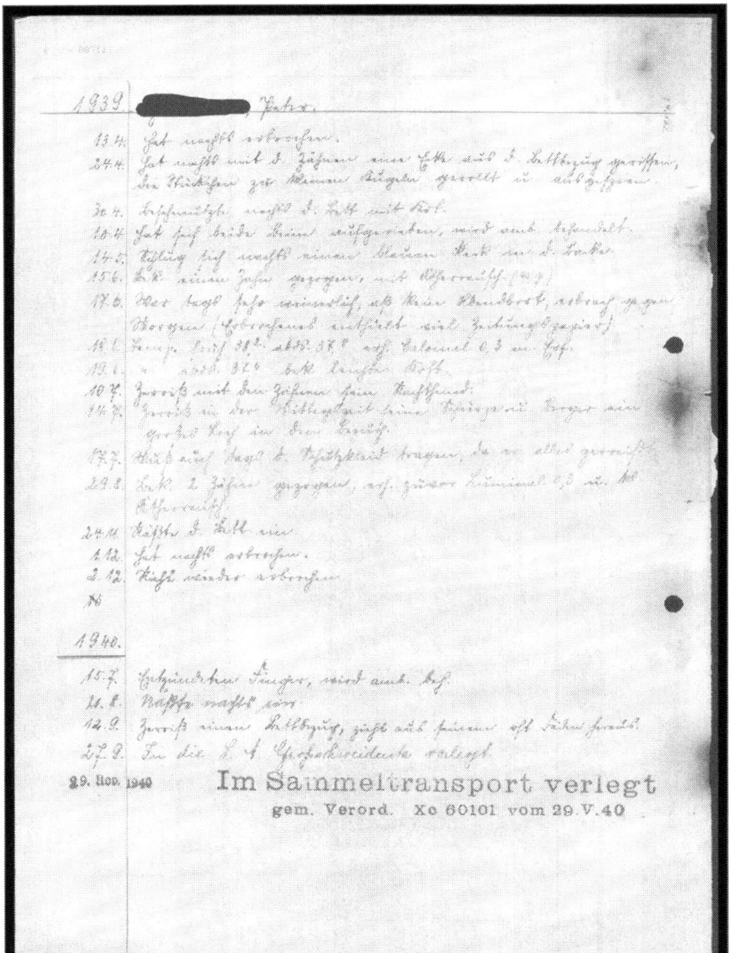

1939. [redacted], Peter.

13.4.
24.4.
30.4.
10.4.
14.5.
15.6.
17.6.
18.6.
19.6.
10.7.
14.7.
17.7.
29.8.
24.11.
1.12.
2.12.

1940.

15.7.
11.8.
12.9.
27.9.

29. Nov. 1940 Im Sammeltransport verlegt
gem. Verord. Xo 60101 vom 29.V.40

Anhang 4

Briefe von Schw. Hilma Zerche an die Mutter von Reiner H. SächsHStAD Bestand 10822 Landesanstalt/Fachkrankenhaus Großschweidnitz. Patientenakte: Reiner H.

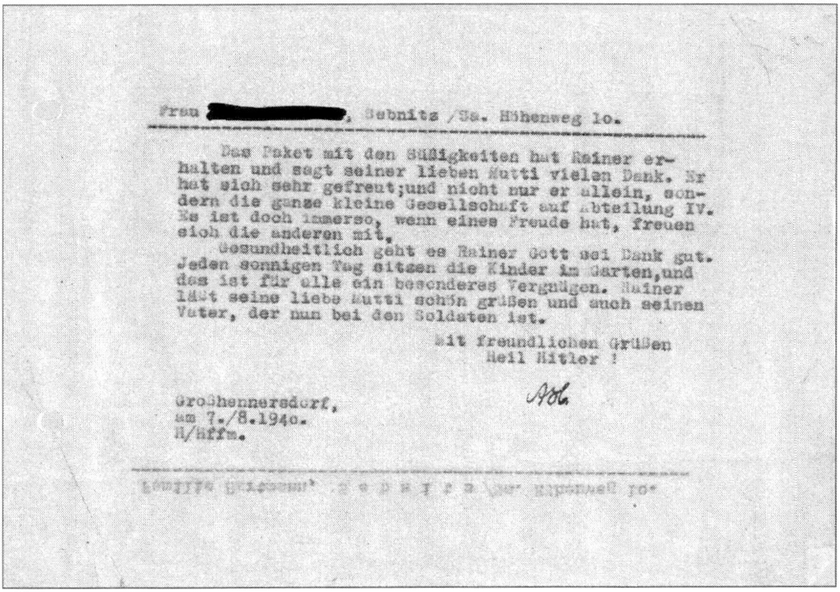

Frau [redacted], Sebnitz /Sa. Höhenweg 1o.

Das Paket mit den Süßigkeiten hat Rainer erhalten und sagt seiner lieben Mutti vielen Dank. Er hat sich sehr gefreut;und nicht nur er allein, sondern die ganze kleine Gesellschaft auf Abteilung IV. Es ist doch immerso, wenn eines Freude hat, freuen sich die anderen mit.

Gesundheitlich geht es Rainer Gott sei Dank gut. Jeden sonnigen Tag sitzen die Kinder im Garten,und das ist für alle ein besonderes Vergnügen. Rainer läßt seine liebe Mutti schön grüßen und auch seinen Vater, der nun bei den Soldaten ist.

Mit freundlichen Grüßen
Heil Hitler !

Großhennersdorf,
am 7./8.194o.
H/Hffm.

Der Brief unten ist direkt nach dem oberen Brief in der Akte abgeheftet. Dies weist daraufhin, dass er kurz vor dem Abtransport der Kinder geschrieben wurde.

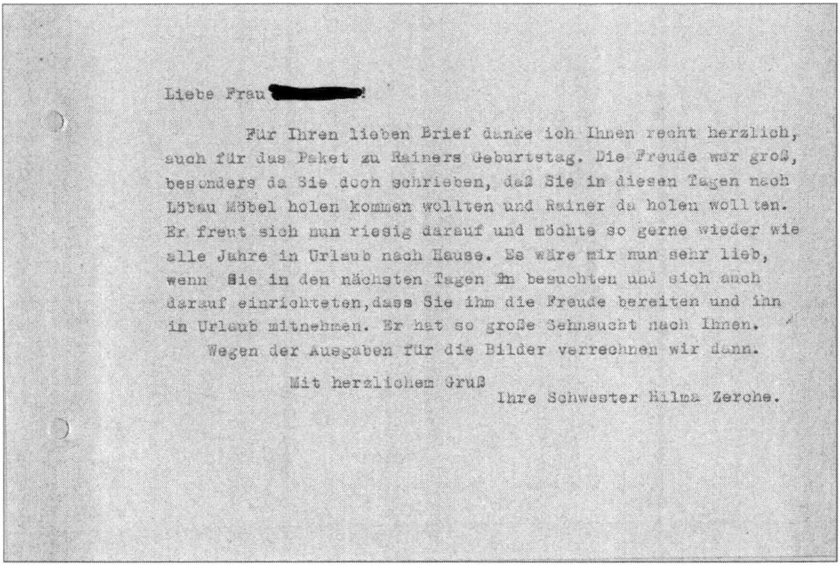

Liebe Frau [redacted]!

Für Ihren lieben Brief danke ich Ihnen recht herzlich, auch für das Paket zu Rainers Geburtstag. Die Freude war groß, besonders da Sie doch schrieben, daß Sie in diesen Tagen nach Löbau Möbel holen kommen wollten und Rainer da holen wollten. Er freut sich nun riesig darauf und möchte so gerne wieder wie alle Jahre in Urlaub nach Hause. Es wäre mir nun sehr lieb, wenn Sie in den nächsten Tagen ihn besuchten und sich auch darauf einrichteten,dass Sie ihm die Freude bereiten und ihn in Urlaub mitnehmen. Er hat so große Sehnsucht nach Ihnen.

Wegen der Ausgaben für die Bilder verrechnen wir dann.

Mit herzlichem Gruß

Ihre Schwester Hilma Zerche.

Anhang 5

Nachweis Entlassung von Reiner H. am 26.09.1940 auf Urlaub nach Hause. Pfleglings-Verzeichnis Archiv Diakoniewerk Oberlausitz e. V. (Archiv Katharinenhof).

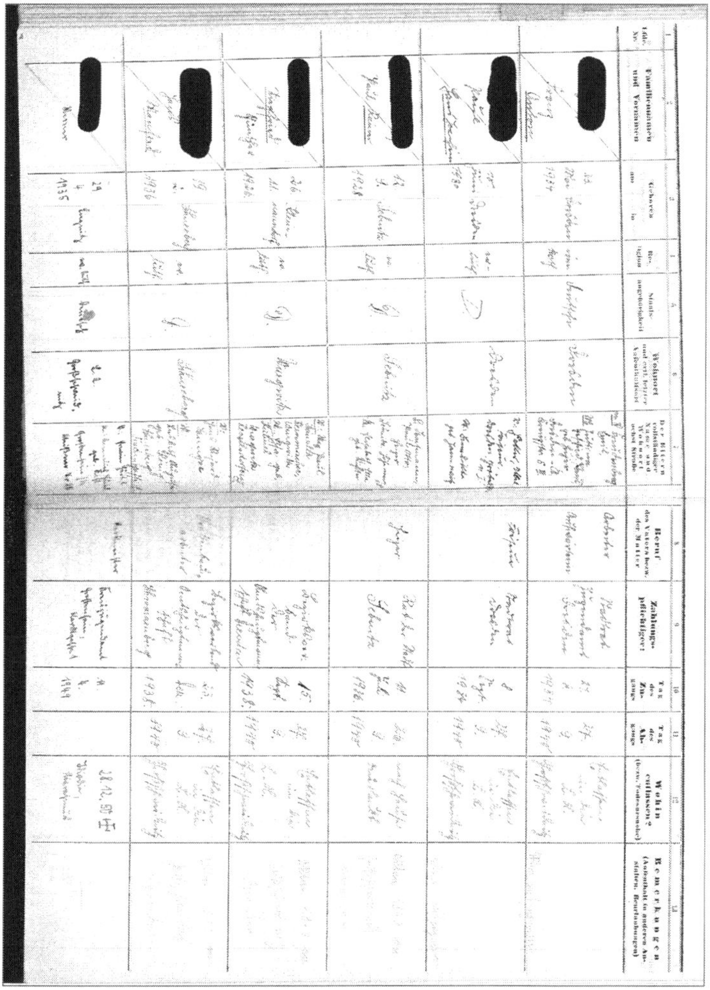

Anhang 6

Schreiben zur Entlassung von Reiner H. SächsHStAD Bestand 10822 Landesanstalt/Fachkrankenhaus Großschweidnitz. Patientenakte: Reiner H.

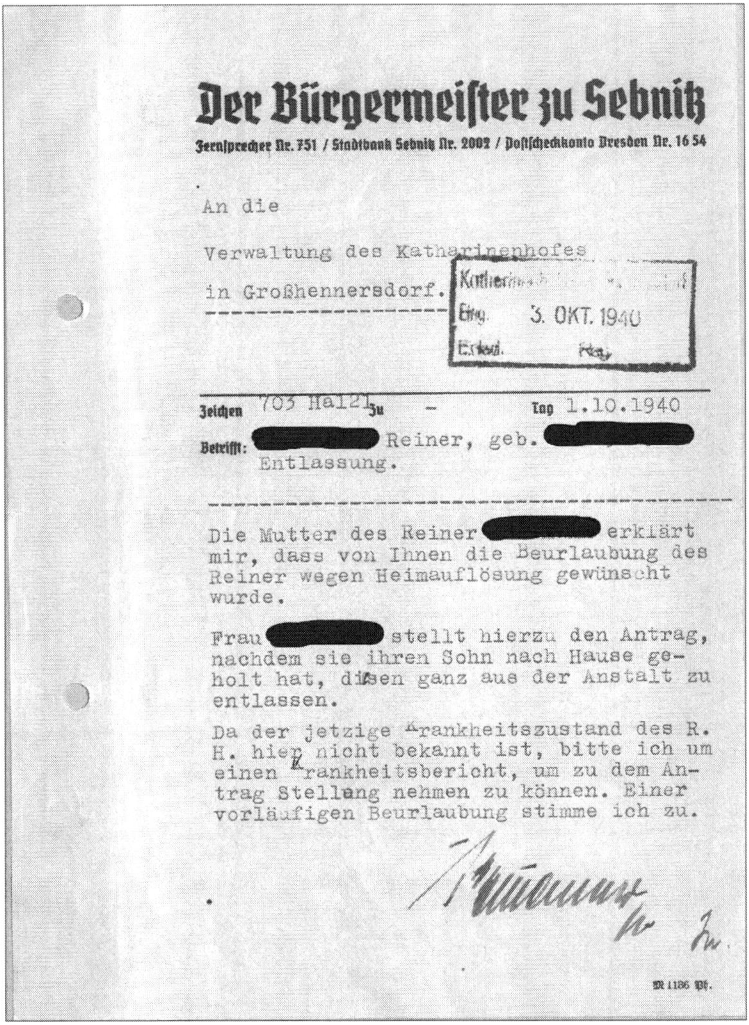

Der Bürgermeister zu Sebnitz

Fernsprecher Nr. 751 / Stadtbank Sebnitz Nr. 2002 / Postscheckkonto Dresden Nr. 16 54

An die

Verwaltung des Katharinenhofes

in Großhennersdorf.

Eing. 3. OKT. 1940

Erled.

Zeichen 703 Ha121 zu – Tag 1.10.1940

Betrifft: [redacted] Reiner, geb. [redacted]
Entlassung.

Die Mutter des Reiner [redacted] erklärt mir, dass von Ihnen die Beurlaubung des Reiner wegen Heimauflösung gewünscht wurde.

Frau [redacted] stellt hierzu den Antrag, nachdem sie ihren Sohn nach Hause geholt hat, diesen ganz aus der Anstalt zu entlassen.

Da der jetzige Krankheitszustand des R. H. hier nicht bekannt ist, bitte ich um einen Krankheitsbericht, um zu dem Antrag Stellung nehmen zu können. Einer vorläufigen Beurlaubung stimme ich zu.

Reiner H. wurde bereits nach Hause geholt, bevor der Antrag auf Entlassung gestellt wurde. Dies weist darauf hin, dass Frau H. ihren Jungen schnellstmöglich aus dem Katharinenhof abgeholt hatte. Das Schreiben wurde ausgestellt, nachdem alle im Katharinenhof verbliebenen Kinder abtransportiert waren. Es ist zu vermuten, dass der Brief von Schw. Hilma Zerche mit der Bitte, Reiner nach Hause zu holen im Zusammenhang mit der Auflösung des Katharinenhofs stand. Schw. Hilma Zerche rettete damit höchstwahrscheinlich das Leben von Reiner H.

Anhang 7

SächHStAD. Bestand 108-22, Nr. 5334 Patientenakte Horst S.
Nachweise über Verlegungsabsichten und Verhinderungen der Verlegungen durch die Leitung des Katharinenhofs

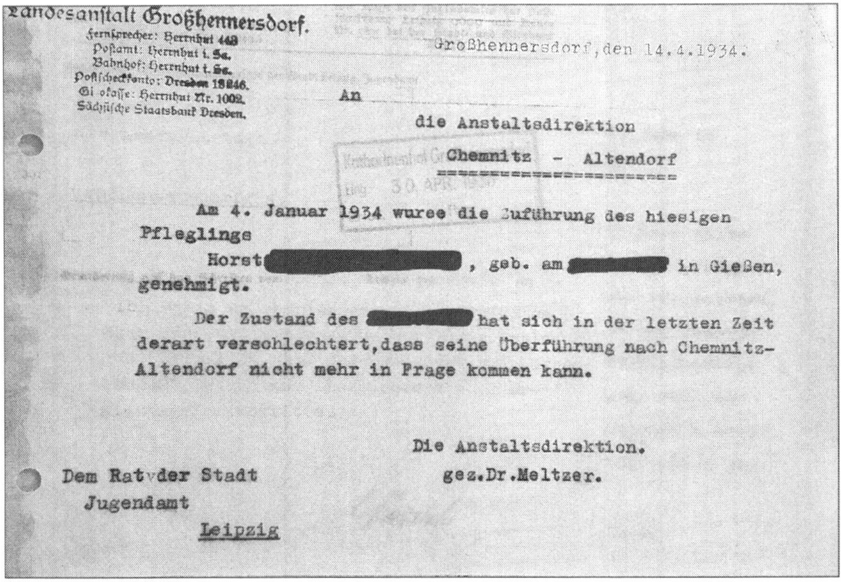

Landesanstalt Großhennersdorf.
Fernsprecher: Herrnhut 448
Postamt: Herrnhut i. Sa.
Bahnhof: Herrnhut i. Sa.
Postscheckkonto: Dresden 18846.
Girokasse: Herrnhut Nr. 1002.
Sächsische Staatsbank Dresden.

Großhennersdorf, den 14.4.1934.

An

die Anstaltsdirektion

Chemnitz - Altendorf

Am 4. Januar 1934 wuree die Zuführung des hiesigen Pfleglings

Horst [redacted], geb. am [redacted] in Gießen, genehmigt.

Der Zustand des [redacted] hat sich in der letzten Zeit derart verschlechtert, dass seine Überführung nach Chemnitz-Altendorf nicht mehr in Frage kommen kann.

Die Anstaltsdirektion.
gez. Dr. Meltzer.

Dem Rat der Stadt
Jugendamt
Leipzig

Nr. 5831 bei der Stadt- und Girobank

Der Oberbürgermeister der Stadt Leipzig
Jugendamt

Kanzlei 24 Sch 6192
(Es wird gebeten, bei der Antwort diese Bezeichnungen anzugeben.)

Die Kasse des Jugendamtes hat Postscheckkonto Leipzig 9609 und Konto Nr. 5831 bei der Stadt- und Girobank Leipzig

Postanschrift: Der Oberbürgermeister der Stadt Leipzig, Jugendamt

An
die Landesanstalt

Großhennersdorf/Sa.

Katharinenhof Großhennersdorf
Eing. 30. APR. 1936
Erled. Reg.

Erwiderung auf das Schreiben vom — Leipzig, den 28.4. 1936.

Ich bitte um Übersendung eines Berichtes über den dort untergebrachten Horst [redacted] geb. [redacted], über den geistigen und körperlichen Zustand und insbesondere über Erziehungsfortschritte.

I.A.

Gürich

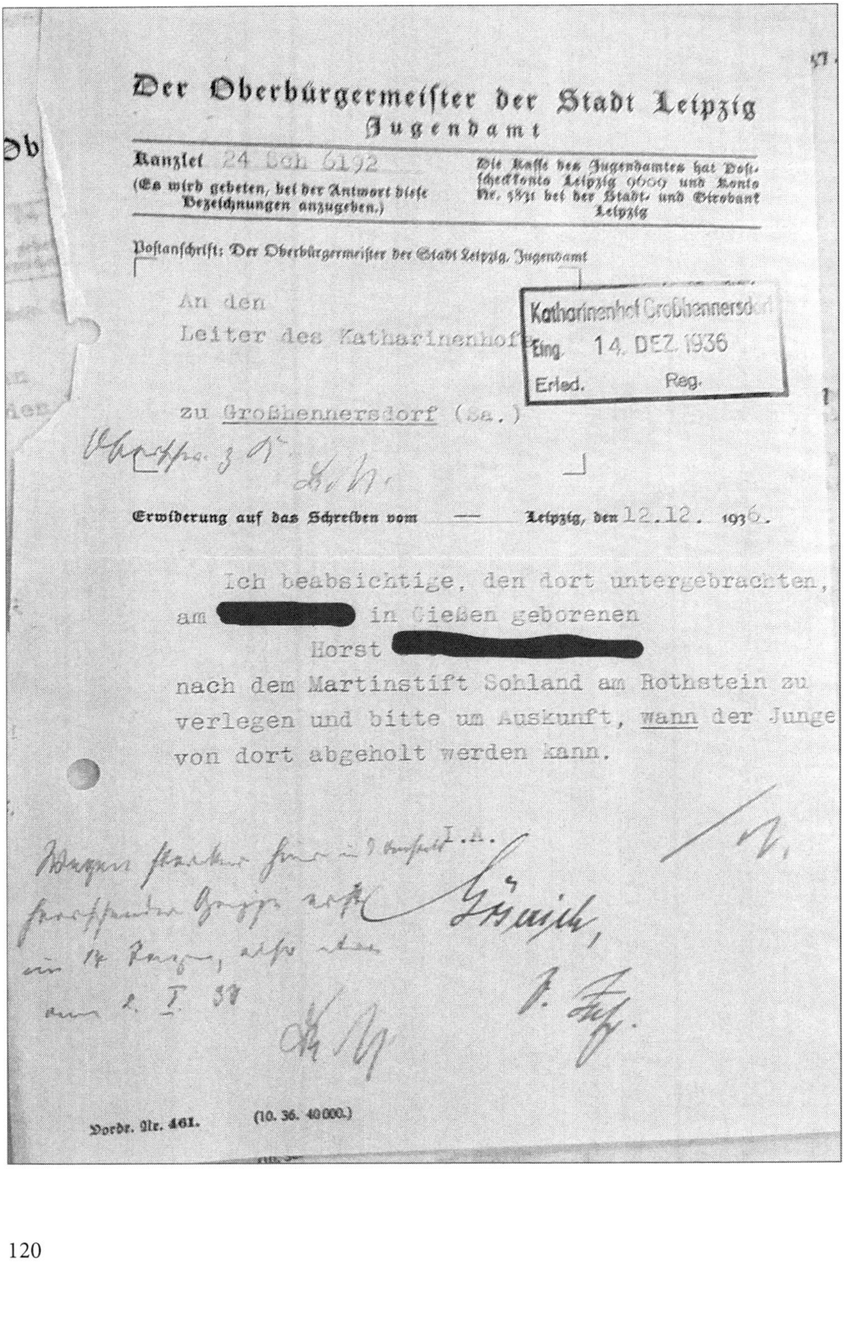

Der Oberbürgermeister der Stadt Leipzig
Jugendamt

Kanzlei 24 Sch 6192
(Es wird gebeten, bei der Antwort diese Bezeichnungen anzugeben.)

Die Kasse des Jugendamtes hat Postscheckkonto Leipzig 9609 und Konto Nr. 5831 bei der Stadt- und Girobank Leipzig

Postanschrift: Der Oberbürgermeister der Stadt Leipzig, Jugendamt

An den
Leiter des Katharinenhofes

zu Großhennersdorf (Sa.)

Katharinenhof Großhennersdorf
Eing. 14. DEZ. 1936
Erled. Reg.

Erwiderung auf das Schreiben vom — Leipzig, den 12.12.1936.

Ich beabsichtige, den dort untergebrachten, am [redacted] in Gießen geborenen
Horst [redacted]
nach dem Martinstift Sohland am Rothstein zu verlegen und bitte um Auskunft, wann der Junge von dort abgeholt werden kann.

I.A.

Vordr. Nr. 461. (10. 36. 40000.)

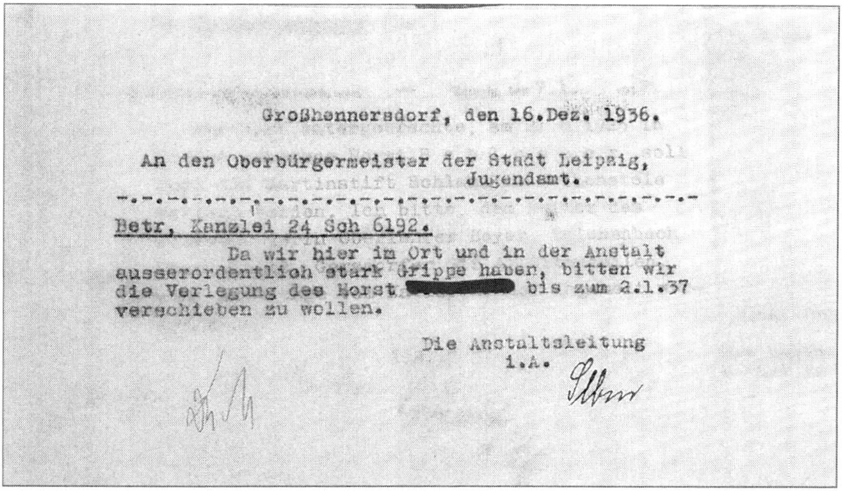

Großhennersdorf, den 16.Dez. 1936.

An den Oberbürgermeister der Stadt Leipzig,
Jugendamt.

Betr, Kanzlei 24 Sch 6192.

Da wir hier im Ort und in der Anstalt ausserordentlich stark Grippe haben, bitten wir die Verlegung des Horst [redacted] bis zum 2.1.37 verschieben zu wollen.

Die Anstaltsleitung
i.A.

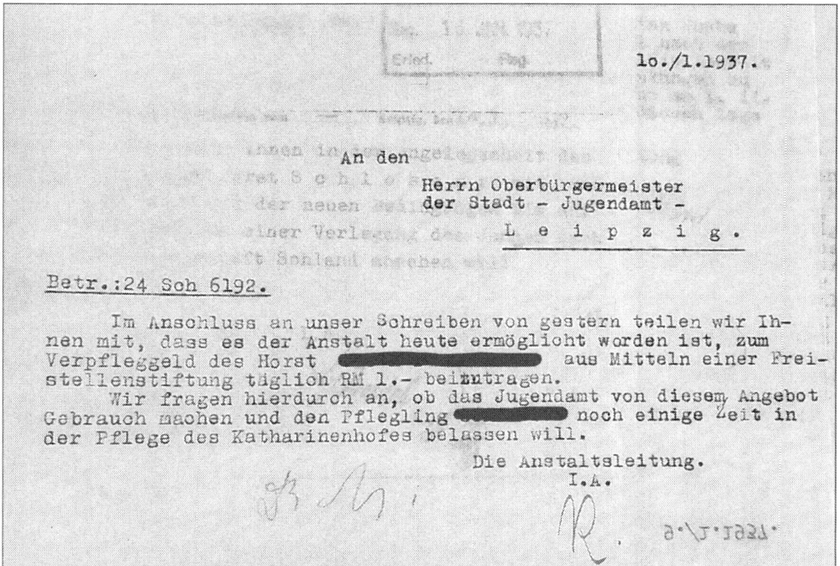

1o./1.1937.

An den
Herrn Oberbürgermeister
der Stadt - Jugendamt -
L e i p z i g.

Betr.:24 Sch 6192.

Im Anschluss an unser Schreiben von gestern teilen wir Ihnen mit, dass es der Anstalt heute ermöglicht worden ist, zum Verpfleggeld des Horst [redacted] aus Mitteln einer Freistellenstiftung täglich RM 1.- beizutragen.

Wir fragen hierdurch an, ob das Jugendamt von diesem Angebot Gebrauch machen und den Pflegling [redacted] noch einige Zeit in der Pflege des Katharinenhofes belassen will.

Die Anstaltsleitung.
I.A.

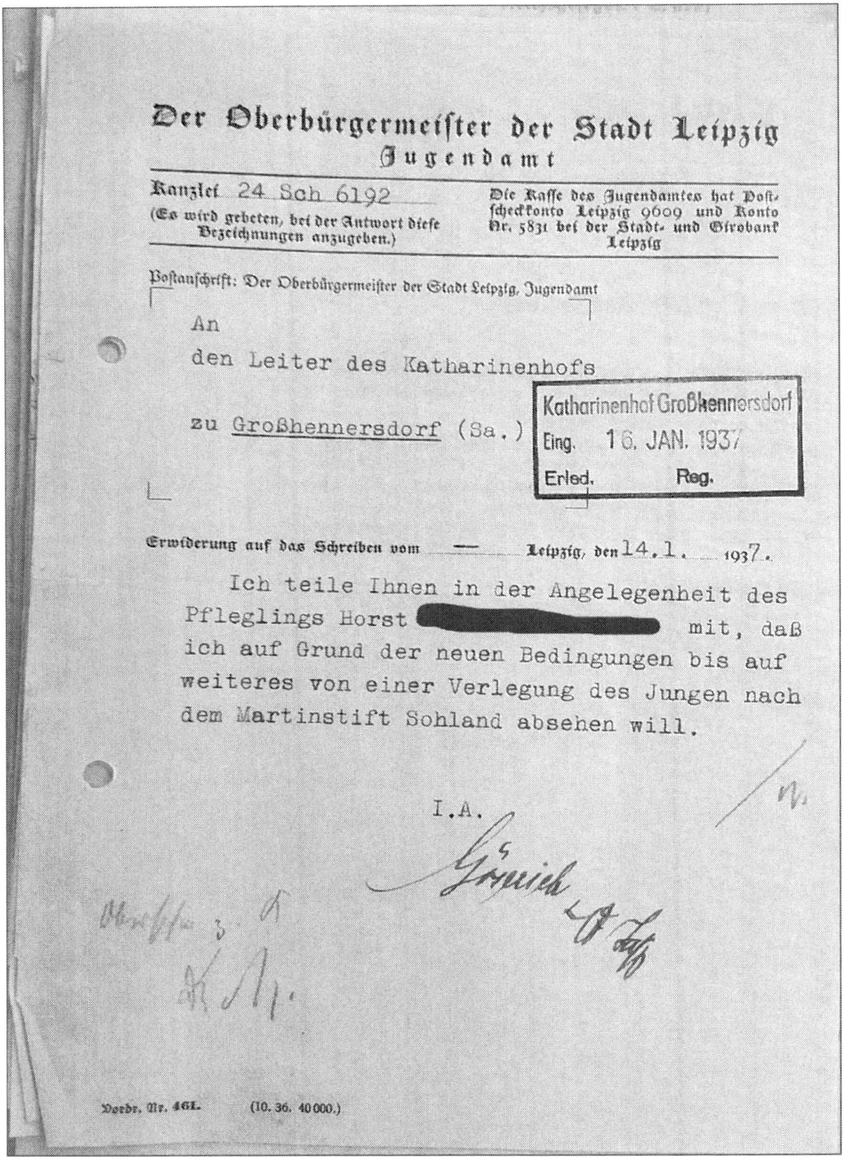

Der Oberbürgermeister der Stadt Leipzig
Jugendamt

Kanzlei 24 Sch 6192
(Es wird gebeten, bei der Antwort diese Bezeichnungen anzugeben.)

Die Kasse des Jugendamtes hat Postscheckkonto Leipzig 9609 und Konto Nr. 5831 bei der Stadt- und Girobank Leipzig

Postanschrift: Der Oberbürgermeister der Stadt Leipzig, Jugendamt

An
den Leiter des Katharinenhofs
zu Großhennersdorf (Sa.)

Katharinenhof Großhennersdorf
Eing. 16. JAN. 1937
Erled. Reg.

Erwiderung auf das Schreiben vom — Leipzig, den 14.1. 1937.

Ich teile Ihnen in der Angelegenheit des Pfleglings Horst [redacted] mit, daß ich auf Grund der neuen Bedingungen bis auf weiteres von einer Verlegung des Jungen nach dem Martinstift Sohland absehen will.

I.A.

Vordr. Nr. 461. (10.36. 40000.)

22. Januar 1938.

An den

Oberbürgermeister der Stadt

Leipzig
Jugendamt

Betr. Kanzlei 24 Sch. 6192

Betr. Horst [redacted] geb. [redacted], hier aufgenommen am 6. Januar 1928 gilt noch dasselbe, was Ihnen am 11. November 1936 mitgeteilt worden ist. [redacted] ist noch nicht 14 Jahre alt und deswegen haben wir ihn auch noch nicht in das hiesige Schwachsinnigenheim, in dem die über 14 Jahre alten, der hiesigen Anstalt entwachsenen Schwachsinnigen zu Land- Haus- oder garten wirtschaftlicher Arbeit angehalten werden, übergeführt. Wir möchten ihn gern nach seinem 14 Jahr dort unterbringen, weil wir glauben, daß diese Stätte für seinen ferneren Lebensweg die geeignetste wäre. Da Sie ihn nun gern im Martinstift Soland untergebracht haben wollen, vermutlich deswegen, weil Sie dort wohl bloß 1.5o RM. pro Tag bezahlen müssen, so wollen wir Ihnen auch weiterhin dadurch entgegen kommen, daß wir ab 1. April ds. Js. für ihn auch hier nur 1.5o RM. fordern, während er jetzt

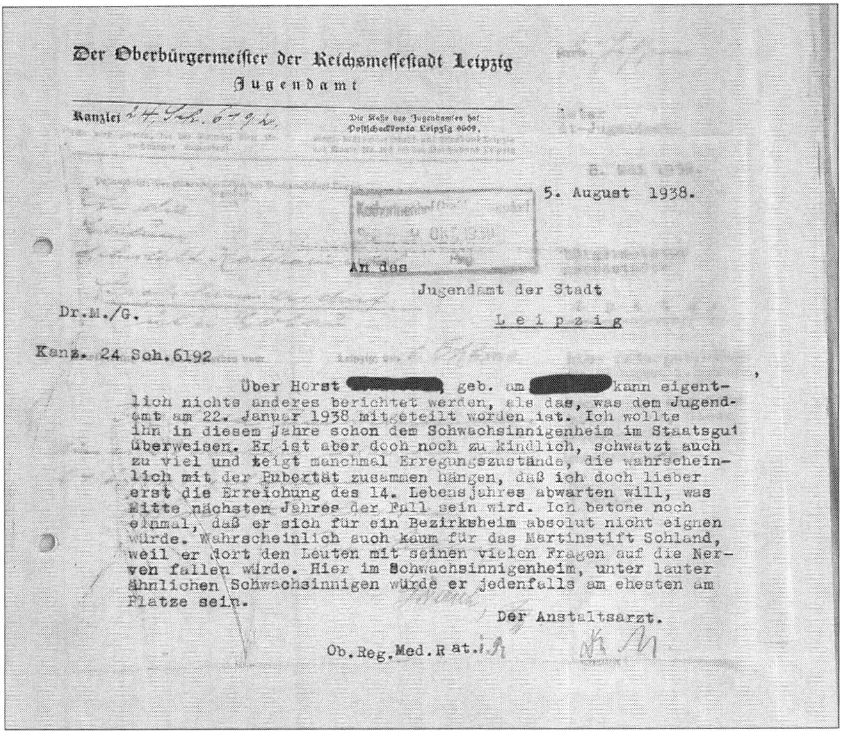

Der Oberbürgermeister der Reichsmessestadt Leipzig
Jugendamt

Kanzlei 24 Sch. 6192

Die Kasse des Jugendamtes hat Postscheckkonto Leipzig 6609.

5. August 1938.

An das
Jugendamt der Stadt
Leipzig

Dr.M./G.

Kanz. 24 Sch.6192

Über Horst [redacted], geb. am [redacted] kann eigentlich nichts anderes berichtet werden, als das, was dem Jugendamt am 22. Januar 1938 mitgeteilt worden ist. Ich wollte ihn in diesem Jahre schon dem Schwachsinnigenheim im Staatsgut überweisen. Er ist aber doch noch zu kindlich, schwatzt auch zu viel und zeigt manchmal Erregungszustände, die wahrscheinlich mit der Pubertät zusammen hängen, daß ich doch lieber erst die Erreichung des 14. Lebensjahres abwarten will, was Mitte nächsten Jahres der Fall sein wird. Ich betone noch einmal, daß er sich für ein Bezirksheim absolut nicht eignen würde. Wahrscheinlich auch kaum für das Martinstift Schland, weil er dort den Leuten mit seinen vielen Fragen auf die Nerven fallen würde. Hier im Schwachsinnigenheim, unter lauter ähnlichen Schwachsinnigen würde er jedenfalls am ehesten am Platze sein.

Der Anstaltsarzt.

Ob.Reg.Med.Rat.

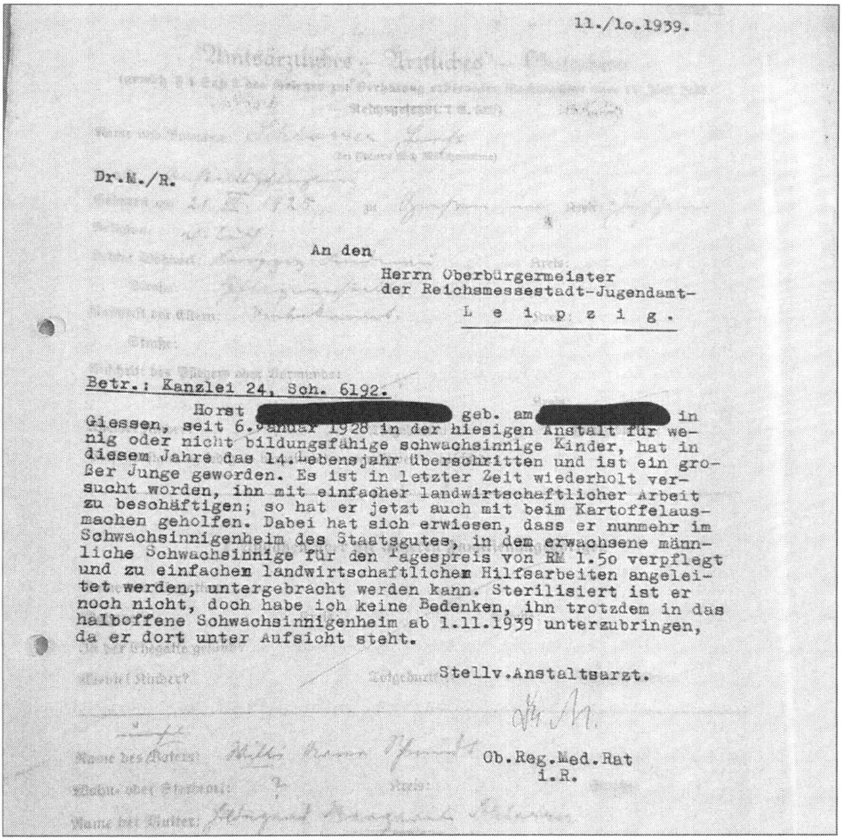

11./1o.1939.

Dr.M./R.

An den

Herrn Oberbürgermeister
der Reichsmessestadt-Jugendamt-
L e i p z i g .

Betr.: Kanzlei 24, Sch. 6192.

Horst [redacted] geb. am [redacted] in Giessen, seit 6.Januar 1928 in der hiesigen Anstalt für wenig oder nicht bildungsfähige schwachsinnige Kinder, hat in diesem Jahre das 14.Lebensjahr überschritten und ist ein großer Junge geworden. Es ist in letzter Zeit wiederholt versucht worden, ihn mit einfacher landwirtschaftlicher Arbeit zu beschäftigen; so hat er jetzt auch mit beim Kartoffelausmachen geholfen. Dabei hat sich erwiesen, dass er nunmehr im Schwachsinnigenheim des Staatsgutes, in dem erwachsene männliche Schwachsinnige für den Tagespreis von RM 1.5o verpflegt und zu einfachen landwirtschaftlichen Hilfsarbeiten angeleitet werden, untergebracht werden kann. Sterilisiert ist er noch nicht, doch habe ich keine Bedenken, ihn trotzdem in das halboffene Schwachsinnigenheim ab 1.11.1939 unterzubringen, da er dort unter Aufsicht steht.

Stellv.Anstaltsarzt.

Ob.Reg.Med.Rat
i.R.

2. September 194o.

An den

Dr.D./G.

Herrn Oberbürgermeister der
Reichsmessestadt - Jugendamt -

L e i p z i g .

Betr.: Kanzlei 24 Sch 6192
Horst [redacted]

Ärztlicher Bericht.

Der hier seit dem 6. Januar 1928 untergebrachte schwachsinnige Junge hat im Laufe des letzten Winters geistige Fortschritte dahingehend gemacht, daß er lesen lernte. Eine Verlegung in das unserer Anstalt angegliederte Schwachsinnigenheim konnte im vorigen Herbst auf Grund eines anhaltenden Erregungszustandes, während dem sich das Kind in keiner Weise konzentrieren konnte, nicht erfolgen. Durch einen in unserer Anstalt in kleinerem Rahmen durchgeführten Unterricht für Schwachsinnige Kinder, konnte im vergangenen Winter, wie schon berichtet, Horst [redacted] einige recht beachtliche Fortschritte erzielen. Wir haben es daher für ratsam gehalten, das Kind auch noch bis auf Weiteres diesem Unterricht zuzuführen, den es im Schwachsinnigenheim nicht haben konnte. Wir bezwecken damit eine Hebung seiner gesamten Persönlichkeit, die es dann ermöglichen wird, daß er für etwas kompliziertere Arbeiten, die ja in der Landwirtschaft auch verrichtet werden müssen, Verwendung finden kann. Aus diesem Grunde empfehle ich, den Jungen auch noch während des kommenden Winters, wo ja sowieso in der Landwirtschaft wenig zu tun ist, noch im Anstaltsbereich zu lassen; denn es sind bei ihm weitere schulische Fortschritte zu erwarten.

Körperlich hat er sich weiterhin gut entwickelt, an den inneren Organen ist z. Zt. kein krankhafter Befund zu erheben. Die psychomotorischen Erregungszustände treten jetzt nur noch vereinzelt auf.

(Dr. Daniel)
Leitender Arzt.

Anhang 8

Nachweis Verlegung auf das Koloniegut im Katharinenhof Großhennersdorf. SächHStAD. Bestand 108-22, Nr. 5334 Patientenakte Horst S.

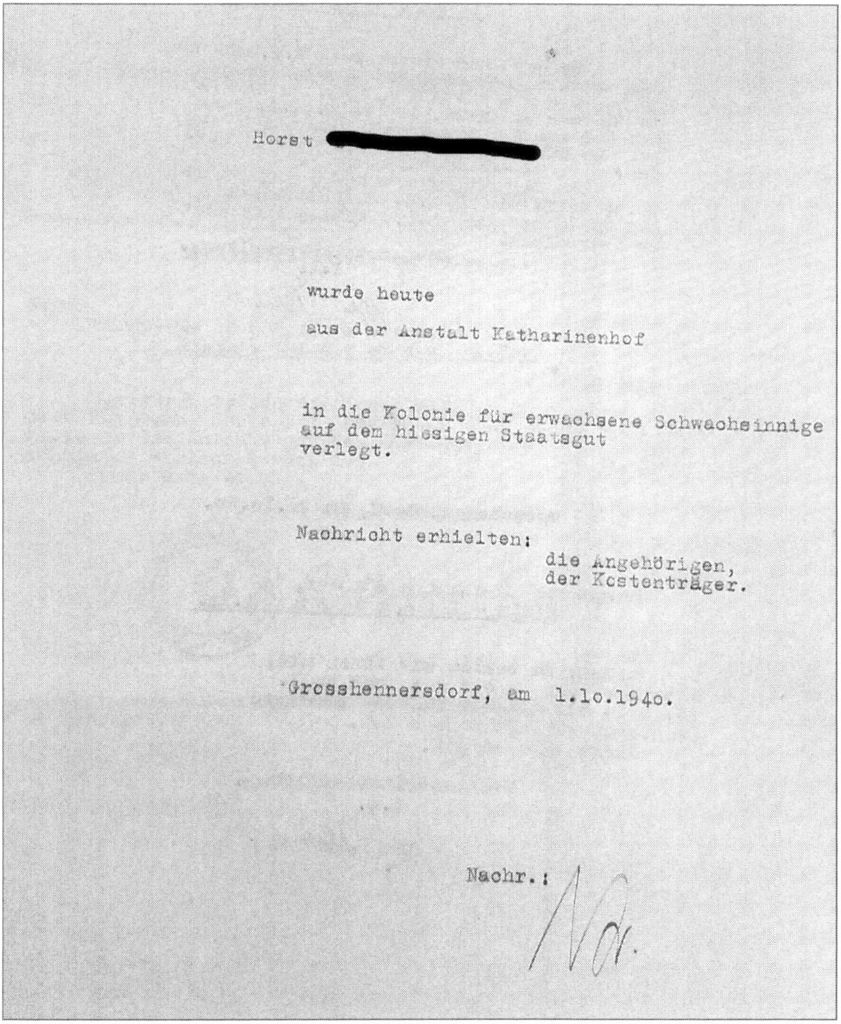

Horst [redacted]

wurde heute

aus der Anstalt Katharinenhof

in die Kolonie für erwachsene Schwachsinnige
auf dem hiesigen Staatsgut
verlegt.

Nachricht erhielten:

die Angehörigen,
der Kostenträger.

Grosshennersdorf, am 1.1o.194o.

Nachr.:

Anhang 9

Nachweise über die Verlegung in die Landesanstalt Großschweidnitz. SächHStAD. Bestand 108-22, Nr. 5334 Patientenakte Horst S.

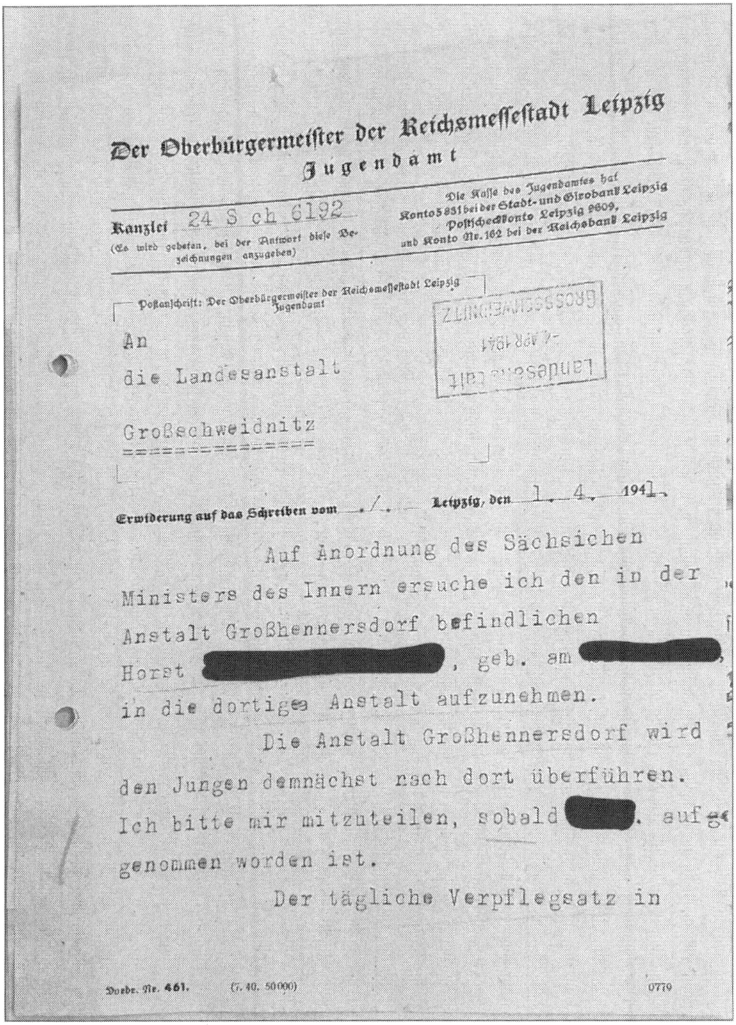

Der Oberbürgermeister der Reichsmessestadt Leipzig
Jugendamt

Kanzlei 24 S ch 6192
(Es wird gebeten, bei der Antwort diese Bezeichnungen anzugeben)

Die Kasse des Jugendamtes hat Konto 5 831 bei der Stadt- und Girobank Leipzig Postscheckkonto Leipzig 9609, und Konto Nr. 162 bei der Reichsbank Leipzig

Postanschrift: Der Oberbürgermeister der Reichsmessestadt Leipzig Jugendamt

Landesanstalt Grossschweidnitz -4 APR 1941

An
die Landesanstalt
Großschweidnitz

Erwiderung auf das Schreiben vom ./. Leipzig, den 1. 4. 1941.

Auf Anordnung des Sächsichen Ministers des Innern ersuche ich den in der Anstalt Großhennersdorf befindlichen Horst [redacted], geb. am [redacted], in die dortiges Anstalt aufzunehmen.

Die Anstalt Großhennersdorf wird den Jungen demnächst nach dort überführen. Ich bitte mir mitzuteilen, sobald [redacted]. aufgenommen worden ist.

Der tägliche Verpflegsatz in

Vordr. Nr. 461. (7. 40. 50000) 0779

Anhang 10

Durchführung der Sterilisierung. SächHStAD. Bestand 108-22, Nr. 5334 Patientenakte Horst S.

Abschrift .

Anlage 6

Ärztlicher Bericht

(gem. § 11 Abs. 2 des Gesetzes zur Verhütung erbkranken Nachwuchses vom 14. Juli 1933, Reichsgesetzbl. I S. 529).

Der [illegible] Schwachsinn leidende

[redacted] (Geburtstag, -monat, -jahr) [redacted] Gießen (Hessen) (Geburtsort)

aus 2.Zt. Landesans[illegible]schweidnitz (Anstalt und Wohnung)

ist auf Grund der Entscheidung des Erbgesundheitsgerichts*) / ~~Erbgesundheitsobergerichts~~ in Bautzen vom 19.8. 1942

Aktenzeichen: 27 XIII 8/42 zu: N II 4/42 am 21.10. 1942 von mir unfruchtbar gemacht worden.

Art der Unfruchtbarmachung: Bei dem Eingriff wurden die Samenleiter*) / ~~Eileiter~~ beiderseits durchtrennt und ein mindestens 5 cm langes Stück reseziert.

Der Eingriff verlief regelrecht*) / ~~insofern nicht regelrecht, als~~ mit G.

Die Wunde heilte in 7 Tagen ~~mit~~*) / ohne Nebenerscheinungen:

Der*) / ~~Die~~ Operierte wurde am 28.10. 1942 als geheilt entlassen (vgl. hierzu Art. 8 (2) der Ausf.-VO. v. 25. Februar 1935, Reichsgesetzbl. I S. 289).

Ferner ist am .... 19... die Schwangerschaft unterbrochen worden

mit Einwilligung des*) / der ....

Art des Eingriffs: ....

Länge der Frucht ...... cm. Besonderheiten an der Frucht (Mißbildungen): ....

.... Geschlecht der Frucht: ....

Sonstige Bemerkungen (Zwillinge): ....

Die Operierte wurde am .... 19... als geheilt entlassen.

Ort Löbau, den 28.10. 1942

Stadtkrankenhaus Löbau

Anstalt (Stempel).

An den Herrn Amtsarzt in*) /
An die Geschäftsstelle des Erbgesundheitsgerichts in*)

(gez.) Dr. Buhoitel.
Unterschrift des Arztes.
(Deutliche Schrift)

*) Nichtzutreffendes ist zu durchstreichen.

Vordruck IX/7.
[illegible] Druckerei, Dresden (VIII. 39)

Anhang 11

Todesursache Herzkreislaufversagen. SächHStAD. Bestand 108-22, Nr. 5334 Patientenakte Horst S.

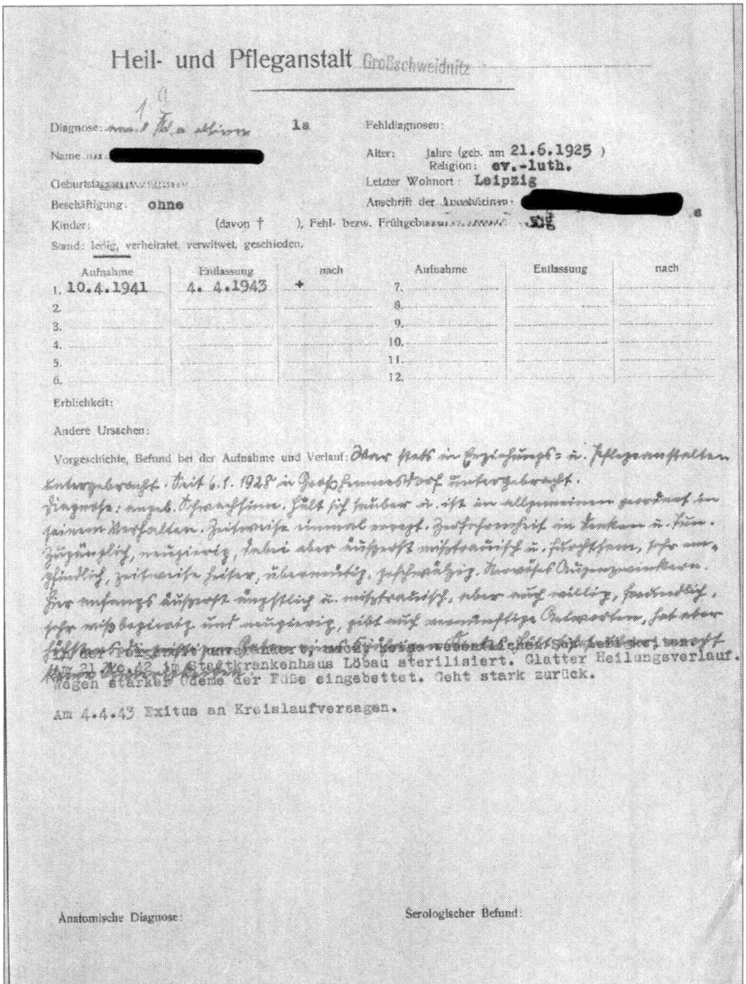

Heil- und Pfleganstalt Großschweidnitz

Diagnose: [illegible] Ia Fehldiagnosen:

Name: [redacted] Alter: Jahre (geb. am 21.6.1925)

Religion: ev.-luth.

Geburtstag und -ort: Letzter Wohnort: Leipzig

Beschäftigung: ohne Anschrift der Angehörigen: [redacted]

Kinder: (davon †), Fehl- bzw. Frühgeburten:

Stand: ledig, verheiratet, verwitwet, geschieden.

	Aufnahme	Entlassung	nach		Aufnahme	Entlassung	nach
1.	10.4.1941	4. 4.1943	+	7.			
2.				8.			
3.				9.			
4.				10.			
5.				11.			
6.				12.			

Erblichkeit:

Andere Ursachen:

Vorgeschichte, Befund bei der Aufnahme und Verlauf: [illegible]

Am 21.10.42 im Stadtkrankenhaus Löbau sterilisiert. Glatter Heilungsverlauf. Wegen starker Ödeme der Füße eingebettet. Geht stark zurück.

Am 4.4.43 Exitus an Kreislaufversagen.

Anatomische Diagnose: Serologischer Befund:

Vordruck 949. (1. 33.)

Vorgeschichte, Befund bei der Aufnahme und Verlauf: War stets in Erziehungs- u. Pflegeanstalten untergebracht. Seit 6.1.1928 in Großhennersdorf untergebracht. Diagnose: angeb. Schwachsinn. Hält sich sauber u. ist im Allgemeinen geordnet in seinem Verhalten. Zeitweise einmal erregt. Zerfahrenheit in Denken u. Tun zugänglich, neugierig, dabei aber äußerst misstrauisch u. furchtsam, sehr empfindlich, zeitweise heiter, übermütig, geschwätzig. nervöses Augenzwinkern. hier anfangs äußerst ängstlich u. misstrauisch, aber auch willig, freundlich, sehr wissbegierig und neugierig, gibt auch vernünftige Antworten, [...] Im Krankenhaus Löbau sterilisiert. Glatter Heilungsverlauf. Wegen starker Ödeme der Füße eingebettet. Seht stark zurück.

Am 4.4.13 Exitus durch Kreislaufversagen.

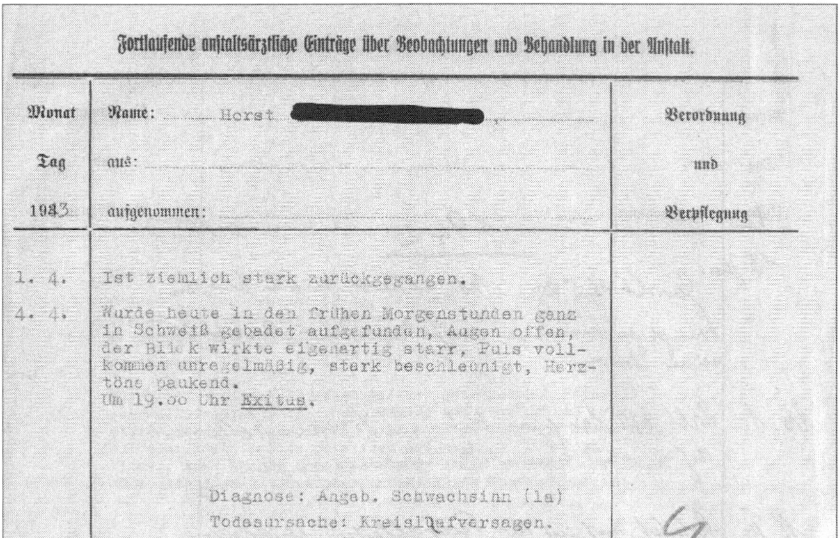

Fortlaufende anstaltsärztliche Einträge über Beobachtungen und Behandlung in der Anstalt.

Monat / Tag / 1943	Name: Horst [redacted] / aus: / aufgenommen:	Verordnung und Verpflegung
1. 4.	Ist ziemlich stark zurückgegangen.	
4. 4.	Wurde heute in den frühen Morgenstunden ganz in Schweiß gebadet aufgefunden, Augen offen, der Blick wirkte eigenartig starr, Puls vollkommen unregelmäßig, stark beschleunigt, Herztöne paukend. Um 19.oo Uhr Exitus.	
	Diagnose: Angeb. Schwachsinn (1a) Todesursache: Kreisl?ufversagen.	

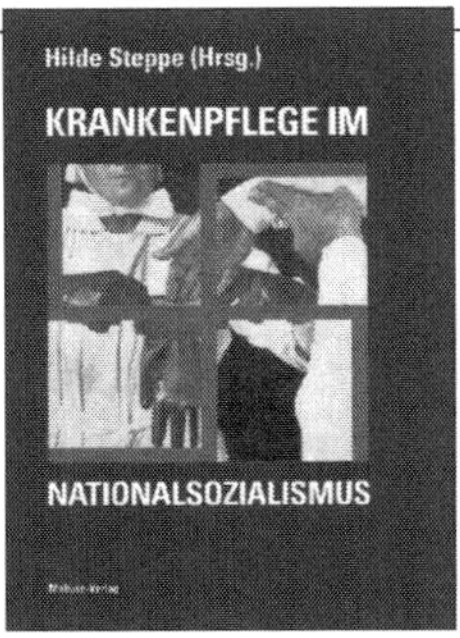
Hilde Steppe (Hrsg.)
KRANKENPFLEGE IM
NATIONALSOZIALISMUS

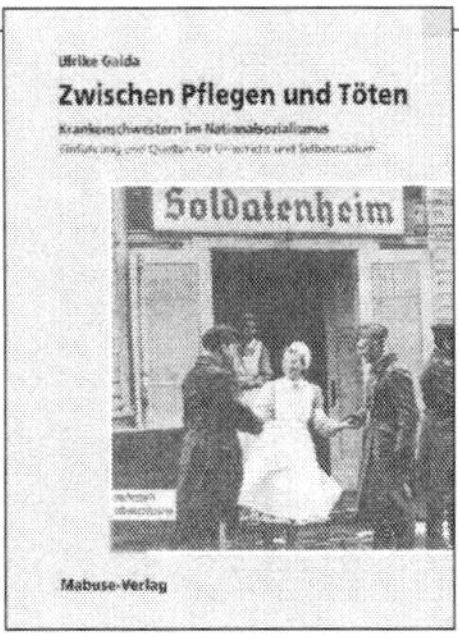
Ulrike Gaida
Zwischen Pflegen und Töten
Krankenschwestern im Nationalsozialismus
Soldatenheim
Mabuse-Verlag

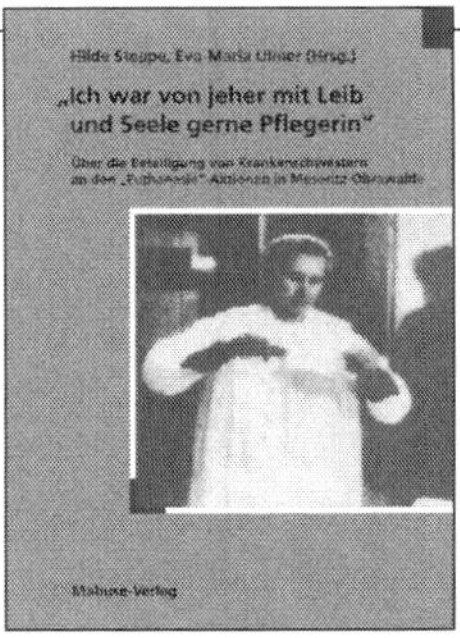
„Ich war von jeher mit Leib und Seele gerne Pflegerin"
Mabuse-Verlag